GUIDE FAMILIAL
DES ELIXIRS FLORAUX

Ronald Mary et Philippe Menechi

GUIDE familial des ELIXIRS FLORAUX

Se guérir par les fleurs

SULLY

Ouvrages de Ronald Mary

Les Carnets de l'insolite, avec Jean-Yves Casgha, Ed. du Rocher, 1984.
Guérisseurs, Ed. Mengès, 1986.
Choisir son accouchement, avec Marie Borel, Ed. Garancière, 1987.
L'Homme médicament, avec Marie Borel, Ed. L'Age du Verseau, 1989.
L'âge d'être et ses techniques, avec Marie Borel, Ed. Presses Pocket, 1990.
Tout ce que vous pouvez faire pour sauvegarder l'environnement, Ed. Presses Pocket, 1991.
L'envie de guérir, avec Marie Borel, Ed. Belfond, 1992.
Le guide des techniques du mieux-être, avec Marie Borel, Ed. Presses Pocket, 1993.
Le guide des médecines différentes, avec Marie Borel, Ed. Presses Pocket, 1994.

BP 18, 84220, Gordes

ISBN 2-911074-00-9

Sommaire

Introduction 9

Une nouvelle médecine pour le 3e millénaire

Les précurseurs de la médecine vibratoire 15
Edward Bach, le fondateur 39
Les recherches actuelles 50
Les modes d'action des élixirs floraux selon la tradition 54
Hypothèses et questionnements scientifiques 62

Guide d'utilisation

Préparation et mode d'utilisation des élixirs floraux 79
Quel élixir choisir ? 86
Répertoire des élixirs floraux de *Abricot* à *Zinnia* 94
Répertoire des complexes d'élixirs floraux 138
Répertoire des indications de *Abstinence* à *Yeux* 162

Adresses utiles 215
Bibliographie 217
Questionnaire 218

Introduction

« Le monde a la beauté du regard qu'on y pose » chante Yves Duteil. Démontrant encore une fois que les poètes saisissent le réel bien avant tout le monde, la science moderne apporte chaque jour des preuves supplémentaires de l'influence de ce regard sur notre physiologie. L'immunité du corps est conditionnée par les fluctuations de ce regard : les gens heureux ne sont pas malades. Et de ce point de vue, les élixirs floraux se présentent comme des transformateurs du regard que l'on pose sur le monde.
Comme vous le découvrirez au fil des pages de ce livre, les élixirs de fleurs nous offrent, à l'aube du troisième millénaire, une nouvelle gamme de remèdes. Non plus de ceux qui traitent chimiquement la chimie du corps, mais de ceux qui traitent subtilement les subtilités vivantes du corps. Par leur conception totalement originale, ils montrent qu'une nouvelle médecine peut être porteuse de vibrations délicates.
Tous les êtres humains, et depuis fort longtemps, eurent des élans vers les fleurs. Partout, elles symbolisent le principe passif, féminin, coupe réceptacle de l'activité céleste. Dans notre culture, Saint Jean de la Croix fait de la fleur l'image

des vertus de l'âme, et du bouquet celle de la perfection spirituelle. Pour le taoïsme, la fleur évoque l'atteinte d'un état spirituel. La floraison est alors la manifestation d'une alchimie intérieure, de l'union de l'essence et du souffle, de l'eau et du feu. La fleur épanouie, identique à l'élixir de vie, marque le retour au centre, à l'unité, à l'état primordial.

L'arrangement floral japonais, appelé Ikebana, considère la fleur comme le modèle du développement de la « manifestation », de l'art spontané parfait. Le bouquet devient symbole du cycle de la vie, et de son caractère éphémère. L'arrangement lui-même s'effectue selon un schéma précis : le rameau supérieur regarde le Ciel, le rameau médian évoque l'Homme et le rameau inférieur s'accroche à la Terre.

Chez les Aztèques, les fleurs manifestaient la diversité de l'univers, la profusion et la noblesse des dons divins, leur multiplicité exprimant les différentes phases des relations entre les hommes et les dieux. Pour la mythologie grecque, la fleur représente l'âme, et sa couleur les diversités du caractère humain : le jaune pour les types solaires, le rouge pour les sanguins, le bleu pour les rêveurs ...

Chaque fleur fut un jour investie de sens. En Asie, le lotus qui croît dans la boue, souillure du monde, sait aussi s'épanouir à l'air libre, s'élancer vers le ciel et, par sa forme proche de l'anatomie féminine, évoquer aux hommes l'idée de naissance, de prospérité et de pureté. En Occident, le pendant du lotus est la rose, proches toutes deux du symbolisme de la roue. Son aspect le plus général est celui de la vie, issue des eaux primordiales au-dessus desquelles elle s'élève et s'épanouit. Elle est l' âme, le cœur, mais aussi la coupe qui recueille le sang du Christ, montant par là-même la noblesse de son rang. L'anémone en revanche, représente la simplicité, l'ouverture de l' âme aux influences spirituelles. Mais elle peut aussi être la beauté offerte et précaire, forte comme sa couleur et fragile comme un corps sans âme. L'orchidé, symbole de fécondité, représente la perfection et la pureté spirituelle...

Ces exemples ne sont pas exhaustifs. On peut alors comprendre pourquoi, à la suite de Paracelse ou de Rudolf Steiner, Edward Bach se tourna vers les fleurs quand il cherchait son remède universel. D'instinct, il comprit qu'elles portaient en elles les principes de vie dont l'homme moderne, malade de ses propres excès, a le plus grand besoin.

Certes, pour appréhender le « fonctionnement » des élixirs floraux, beaucoup ont cherché, disséqué, dissout, espérant trouver une réponse dans les composants de la matière. Mais les fleurs gardent leurs secrets. Continuant l'œuvre commencée par Hahnemann ou Goethe, Edward Bach synthétisa des intuitions, des suppositions et de « déraisonnables » espoirs. Déraisonnables pour son époque, mais pas vains. Car la science de pointe défriche aujourd'hui un terrain qui semble bien donner raison à tous ces rêveurs dont, paradoxalement, la modernité s'affirme d'année en année. Grâce aux expérimentations diverses et variées en physique, biochimie, médecine,... le réel que nous pensions connaître recule ses limites à chaque fois que progresse la connaissance. Parallèlement, on voit que le principe des élixirs de fleurs est de moins en moins aberrant. Comme si les sciences rationnelles, sans vraiment l'avoir cherché, travaillaient au service d'une approche irrationnelle dont les fondements ébranlent leurs certitudes. Et ce n'est qu'un début... car rien dans la nature n'est un, simple et définitif. Tout bouge, tout change, tout évolue, les plantes comme les hommes. Avec ce livre, vous avez choisi de rencontrer les élixirs floraux, synthèse

de différentes intuitions, et de pusieurs années de travail. Vous apprendrez aussi que depuis leurs découvertes, les élixirs se sont multipliés et ont évolué. Cela leur permet d'entrer aujourd'hui dans la pharmacopée moderne.
Simplement, intuitivement, au cours des pages qui suivent, vous sentirez que tel ou tel élixir est pour vous. Laissez-vous porter par cet appel, ce mouvement. Alors vous vivrez le bouleversement subtil qu'apportent les élixirs de fleurs, un aspect des richesses de la vie qu'il nous reste à mieux connaître.

UNE NOUVELLE MÉDECINE
POUR
LE 3E MILLÉNAIRE

Les précurseurs de la médecine vibratoire

Comme l'homéopathie, les élixirs floraux offrent une approche thérapeutique différente de celle de notre médecine traditionnelle allopathique. Elle repose sur l'idée que l'homme est un être global, composé d'un corps, d'un esprit et d'une âme.

Dans ces approches différentes, la santé est un état vibratoire harmonieux du corps, de l'esprit et de l'âme. L'éloignement de cette harmonie débouche sur ce qu'on appelle la « maladie ». Cette dysharmonie peut être modifiée à l'aide de bonnes « vibrations », ou bonnes « informations », apportées notamment par les élixirs de fleurs.

Dès les temps les plus reculés, des hommes et des femmes ont senti, pressenti ce principe de bonnes « vibrations », qui ne se voyaient pas mais qui influaient sur l'état de l'être. Ils ont cherché, et parfois trouvé, des remèdes qui en soient porteurs. Quelles que soient les oppositions rencontrées à leur

époque, nombre de ces précurseurs ont poursuivi leurs recherches, en se fondant avant tout sur leur sensibilité.
Dans les siècles qui nous ont précédés, quelques personnalités majeures se détachent : Hildegarde de Bingen, Paracelse, Goethe, Hahnemann, Steiner... Ce sont les précurseurs occidentaux de ces médecines vibratoires ou énergétiques qui préfigurent la médecine du troisième millénaire. Leurs œuvres, indissociables de leur façon d'appréhender la vie, ont fourni le socle des découvertes de notre siècle. Sans elles, il n'est pas sûr que les élixirs de fleurs aient été découverts par Edward Bach et développés par les chercheurs actuels.

Hildegarde de Bingen,
une visionnaire du Moyen Age

Nous sommes au Moyen Age, en 1098. Dans la riche famille De Bingen, installée près de Mayence, en Allemagne, naît un dixième enfant, une fille prénommée Hildegarde.

L'époque est dominée par le pouvoir important de l'Eglise. Les lois reposent en grande partie sur une lecture privilégiée des Evangiles. Et toute bonne famille se doit de donner un de ses enfants à la « Sainte Mère l'Eglise ». A huit ans, Hildegarde est confiée par ses parents à Jutta de Spannheim, abbesse des bénédictines recluses du couvent de Disibodenberg. Religieuse recluse, elle prononce ses vœux de moniale à quatorze ans.

Hildegarde de Bingen est consciente de posséder le don de voyance dès sa petite enfance. Régulièrement, elle perçoit des images venues d'un ailleurs inconnu, sous forme de fresques, qu'elle met des années à interpréter.

Bien plus tard, toujours habitée par ces apparitions, elle commence la rédaction d'une trilogie théologique, commençant par Scivias qu'elle mettra dix ans à parfaire (1141-1151). Parallèlement, Hildegarde de Bingen voyage dans l'Allemagne rhénane, et dispense des soins dans les hôtels-Dieu des monastères (les hôpitaux de l'époque). Elle écrit une œuvre encyclopédique en deux volumes. *Causae et curae* traite des causes et des traitements des maladies, alors que *Physica* est un recueil de sciences naturelles. Enfin, elle termine sa trilogie théologique par le *Liber vitae meritorum* (le « Livre des mérites »), écrit de 1159 à 1164, puis par le *Liber divinorum operum* (le « Livre des œuvres divines »),

de 1164 à 1170. Grâce à ce travail monumental écrit en latin (sept volumes de trois cents pages !), la pensée de Hildegarde de Bingen est parvenue jusqu'à nous, bien que parfois assez mal traduite. Ses écrits abordent des domaines aussi variés que la politique, la médecine ou la spiritualité.
Cette religieuse du Moyen Age n'est pas une mystique. Ce ne sont pas les transes ou divers états seconds qui la guident, mais plutôt des moments de « conscience élargie » qui lui permettent ensuite de décrypter ses visions. Leur message primordial repose sur l'idée que l'homme est le centre de l'univers. Au milieu, l'homme (microcosme). Autour de lui, l'univers (macrocosme), dont tous les éléments se rattachent à la terre, à l'eau, à l'air et au feu. Comme dans la pensée chinoise, ces éléments s'harmonisent en principes opposés : chaud/froid, humide/sec. Dans la pensée d'Hildegarde de Bingen, l'Univers est au service de l'homme. Celui-ci, chassé du Paradis, est devenu vulnérable aux vents, parfois nocifs, parfois bénéfiques, qui soufflent des quatre points cardinaux. Toutefois, l'homme peut vaincre la maladie en s'appuyant sur les forces que la nature met à sa disposition.
Pour ce faire, il faut respecter une stricte hygiène de vie. Sans verser dans l'excès de naturel, Hildegarde mange de la viande (sauf de porc) et boit même un peu de vin. Le discernement et la modération sont les règles, afin que l'homme trouve et respecte le « chemin du milieu ». Dans les écrits de Hildegarde de Bingen, les traitements reposent sur l'élimination des « humeurs » nocives, mais les remèdes et préparations diverses, un peu complexes, restent en revanche peu précis et très empreints de religiosité. Certains sont administrés par la bouche, comme les aliments dont on respectera un temps précis de cuisson, d'autres sous forme de pommades, de collyres... Elle fait aussi référence aux fumigations, à la

saignée (très en vogue à l'époque, et pour longtemps encore !), aux enveloppements, aux bains de vapeur avec des pierres chaudes...

Les livres de Hildegarde de Bingen sont très riches d'informations. *Physica*, son étude sur les sciences naturelles, ne comporte pas moins de neuf livres sur les plantes, les éléments, les pierres, les métaux, les arbres, les poissons, les oiseaux, les reptiles... Fort de ces informations, l'homme doit prendre dans la nature ce qui lui est bénéfique. De plus, et c'est ce qui intéressera plus tard le domaine des élixirs floraux, Hildegarde de Bingen apporte une explication énergétique du royaume végétal, s'intéressant notamment aux vertus thérapeutiques de la rosée dont Edward Bach pressentit qu'elles étaient intéressantes.

Dans sa thèse de doctorat en médecine[1], le docteur Elizabeth Klein relève que Hildegarde de Bingen est une des premières à utiliser la Galanga, une plante amenée d'Extrême-Orient par les Arabes au IXe siècle : « L'utilisation qu'elle fait, écrit le Dr Klein, concorde pour les fièvres, les douleurs, les troubles digestifs, l'haleine. Elle rajoute la « paralysie », les douleurs de la poitrine et du cœur ; elle ne parle ni des empoisonnements ni des troubles sexuels. » Dans le même sens, Hildegarde de Bingen préconise la consommation d'épeautre, un blé de qualité « rustique », dont elle dit qu'il donne un esprit joyeux et met de l'allégresse dans l'homme . Hildegarde de Bingen proposait aussi, pour lutter contre les tourments « au point d'en être pris de délire », de prendre des grains de blé entier, de les égoutter puis de les placer chauds sur les régions douloureuses : « Son cerveau se remplira du suc et en recevra les forces de la santé. » On voit poindre là les prémices de ce qu'on pourrait appeler un « transfert d'énergie ».

Hildegarde de Bingen est morte octogénaire. Au Moyen Age, pour une personne d'une nature chétive et très souvent souffrante, ce n'était pas si courant. Elle nous laisse une approche de la nature d'une rare modernité.

1. Ed. Basler Hildegarde-Geselschaft-Suisse, 1984.

Paracelse, le médecin alchimiste

Théophrastus Bombastus von Hohenheim, dit Paracelse, naît vers 1493 (nul ne le sait avec précision), à Einsiedeln, en Suisse. Enfant, il se passionne très vite pour ce qui ne s'observe pas, mais qu'il faut aller chercher très loin, soit dans la pensée, soit dans l'espace. Devenu médecin, et probablement alchimiste, la nature est à ses yeux la grande guérisseuse. Très tôt, il préfère l'observation clinique et les cas concrets à la théorie en usage à l'époque, fortement teintée de religiosité. Pour ce faire, il se réfère aux maîtres d'antan, remontant jusqu'aux savoirs de l'Antiquité, notamment ceux de l'Egypte et de la Mésopotamie. Nul ne sait comment il parvint à se procurer ces informations.

« Ne rien faire qui puisse nuire » et « soigner les semblables par les semblables » sont ses deux credo. Et même s'il réalise d'importants progrès en chirurgie, comme sur les réductions de fractures, sa thérapeutique se base surtout sur le pouvoir des plantes.

Paracelse s'imprègne des mouvements importants de son époque : 1453, chute de Constantinople ; 1492, découverte de l'Amérique et début d'une expansion commerciale sans précédent ; début de la Renaissance, qui annonce les « temps modernes » ; Réforme religieuse de Luther et Calvin... Bref, une vaste transformation de la société européenne, qui laisse apparaître une nouvelle culture, moins religieuse et plus humaniste.

Paracelse voyage beaucoup, notamment en Espagne et en Allemagne. Vers 1515, il se plonge dans l'alchimie. Pas celle

des « faiseurs d'or » qu'il traite « d'imbéciles qui battent la paille vide ». Mais celle de « la connaissance des lois de la vie dans l'homme et dans la nature, comme la définit André Savoret[1], et la reconstitution du processus par lequel cette vie, adultérée ici-bas par la chute adamique, a perdu et peut recouvrer sa pureté, sa splendeur, sa plénitude, et ses prérogatives primordiales... ce qui s'appelle transmutation ».
Paracelse retient surtout de cette pratique ésotérique la possibilité de tirer des médicaments de tous les métaux, ce qui est tout nouveau, voire incongru, pour son temps. Et d'autre part, il comprend très vite que l'alchimie peut être appréhendée comme une transposition symbolique de la vie. Ainsi, les phases successives de préparation de la Pierre philosophale, les opérations « chimiques », décrivent aussi les purifications successives, nécessaires à l'être humain dans sa recherche de la Connaissance. Dans ce sens, le plomb représente les lourdeurs et la vulgarité dont il faut savoir se défaire, et l'or symbolise l'intelligence et la sensibilité vers laquelle il faut tendre. Cette approche du « Grand Œuvre » inspirera nombre de chercheurs par la suite, dont certainement Edward Bach pour qui les élixirs floraux aident l'homme à se transformer, à se « transmuter ».
Un des écrits de Paracelse, *Paraminum*, s'ouvre sur une analyse de cinq entités que l'on peut comparer aux quatre éléments connus et à l'Ether. L'auteur se place là dans un système d'analogie et de correspondances infinies, qui sont pour lui la base de tout, et qui aboutissent à l'Unité. Sa science devient dès lors en grande partie expérimentale, mais nul ne peut dire jusqu'où il l'a poussée... A ce qu'il en dit, il aurait réussi à séparer « le subtil de l'épais ». Comprenne qui peut.
De retour en son pays natal, en 1526, il obtient une chaire à l'université de Bâle.

Paracelse est avant tout un médecin : mais pour lui, la médecine n'est séparable ni de l'alchimie, ni de la philosophie, ni même de la religion. Il veut connaître toutes les forces mystérieuses qui agissent dans la nature et dans l'homme. La vie de l'être humain est inséparable de celle de l'univers : on y retrouve les trois principes alchimiques, soufre, mercure et sel, qui représentent symboliquement certaines qualités de la matière. Le soufre est propre à ce qui est masculin, actif, chaud, fixe ; le mercure, c'est le féminin, passif, froid, volatil ; et le sel est le moyen d'union entre les deux, c'est aussi le lien vital qui unit l'âme au corps. Dieu est alors le « centre et circonférence de toutes choses ».

L'homme existe sur trois plans. Il appartient au monde divin par son âme, au monde visible par son corps, et au monde angélique par le fluide vital ou esprit, qui s'interpose entre l'âme et le corps comme une sorte de lien. « L'univers est un flux et un reflux perpétuels de Vie, passant par l'homme pour aller de Dieu aux choses, des choses à Dieu. L'âme humaine a en elle toutes les sciences, mais à l'état latent : connaître c'est se connaître soi-même, retrouver en soi la Science, par le recueillement de l'âme qui se considère à la clarté de l'illumination divine, et celui qui se connaît connait implicitement Dieu[2] ».

Paracelse joint à ce système théosophique de nombreuses applications pratiques. On lui doit notamment l'orientation de l'alchimie vers la fabrication de remèdes chimiques. Il s'intéresse aussi à l'esprit, au psychisme. Toujours dans sa démarche analogique, il dit : « Par ma pensée, je peux rester sain ou me rendre malade, donc, respectez la Nature de votre nature ». On voit poindre là le processus psychosomatique dont notre médecine actuelle commence à prendre la vraie mesure.

Mais, pour l'heure, Paracelse pressent que toute chose porte en elle sa propre science qui, par exemple, enseigne à la plante de créer sa fleur. Dans le *Mysterium Magnum*, il évoque l'origine du Grant Tout, sorte de plasma dans lequel les atomes ne sont pas encore ordonnés, antimatière qui donnera naissance à la matière : « Dieu a fait la matière première, qui passe l'éternité à se transformer en matière ultime par voie d'alchimie. »
Ses théories lui attirent les foudres de ses confrères. Il quitte l'université et la ville, et reprend son existence errante. Il pratique l'art de soigner et obtient de tels résultats que naît alors la légende de « grand initié qui a découvert l'élixir de longue vie ». Il meurt à Salzbourg, dans des conditions peu claires, en 1541, âgé de quarante-huit ans.

1. A. Savoret, *Qu'est-ce que l'alchimie*, Ed. Heugel.
2. W. Pagel, *Paracelse*, Ed. Arthaud.

Wolfgang von Goethe, le poète universel

« Le 28 août 1749, midi sonnait à Francfort-sur-le-Main quand j'y vins au monde. La conjoncture astrale était favorable : le Soleil était sous le signe de la Vierge et culminait pour la journée ; Jupiter et Vénus le regardent favorablement... ». Ainsi commence l'autobiographie de Johann Wolfgang von Goethe. Né « sous une bonne étoile », Goethe sent dès la naissance un accord préétabli entre l'univers et lui. Cette boutade cache en fait un trait majeur de sa propre nature : l'harmonie de la vie et le grand amour de l'ordre qui en découle : « De mon père j'ai la stature,
Le sérieux mis dans la vie,
De ma mère l'heureuse humeur,
Et la joie à conter des fables (...)
Qu'y a-t-il dans le bonhomme
Qu'on puisse dire original ? »[1]

Johann Wolfgang, enfant choyé, reçoit chez lui une instruction très complète : latin et grec, français, anglais, italien, dessin, musique (clavecin), escrime, équitation, plus une initiation au droit. Il sait si bien parler le français que, vers seize ans, il s'essaiera à y composer des vers. Par la suite, il poursuit sa formation à l'université de Leipzig : droit, histoire, mais aussi rhétorique, philosophie, poétique, dessin, gravure sur cuivre et sur bois, approche de la médecine et des sciences naturelles... Pour le plaisir, il s'initie au théâtre, comme spectateur assidu, puis comme comédien au sein d'une troupe amateur.

Fin juillet 1768, Goethe tombe gravement malade. Douleurs

physiques, crise morale et psychique intense provoquent en lui une rupture, un détachement d'avec lui-même. Il doit la vie à un remède alchimique prescrit par un médecin très religieux : « Il s'est passé en moi bien des choses, écrit-il, j'ai souffert et je suis à nouveau libre ; cette calcination a été très profitable à mon âme (...) et si mon corps a maintenant, comme on me l'affirme, un véritable espoir de guérison (...), je ne connais pas d'accident plus heureux dans ma vie que ce terrible événement. » Fort de cette « saine manière d'être malade », Goethe en profite pour comprendre la pensée alchimique et sa pratique, la complexité intime de l'univers et de l'âme.

Tout au long de sa vie, Goethe écrit : poèmes, théâtre, textes scientifiques... Dans son étude du monde végétal, il s'intéresse au principe de la métamorphose. En zoologie, la question de la relation entre l'homme et l'animal est au centre de son travail. Pour lui, la seule manière d'envisager la recherche doit être empreinte d'imagination et de tolérance. Il écrit alors, avec un rien d'humour : « Mon emplâtre ne peut rien pour toi, le tien rien pour moi, mais dans la pharmacie de notre père il est plusieurs ordonnances. »

1796, Goethe entreprend un voyage en Italie. Bouleversement, enrichissement capital, Goethe écrit : « Je puis le dire, je me suis retrouvé moi-même au cours de cette solitude d'une année et demie : mais comment ? Artiste ! »

Le seul domaine où le grand poète travaille avec continuité dès 1790 est celui de la vision des couleurs et des phénomènes colorés. Il se définit lui-même comme « un enfant de la lumière ». Il publie en 1791 et 1792 les deux premières parties de sa *Contribution à l'optique*. Parallèlement à ses propres recherches, il s'est engagé dans l'étude de l'histoire des couleurs, et dans une critique de la théorie de Newton.

Ainsi se dessinent les trois directions, didactique, historique, polémique, du *Traité des couleurs*, qui paraîtra en 1810.
1795, Goethe rédige l'un de ses textes les plus importants sur l'ostéologie comparée, se familiarise avec le magnétisme et la physique de son temps, parachève aussi le *Traité des couleurs* qui présente l'aspect scientifique et l'intériorité humaine : « Les couleurs sont des actions de la lumière, des actions et passions. » Pour Goethe, la couleur résulte d'un véritable drame universel, celui de l'affrontement entre deux dynamismes, « lumière » et « ténèbres », qui constituent l'univers visible, coloré, et ne sont donc pas eux-mêmes visibles.
1817, Goethe propose, pour désigner le champ de l'étude du vivant, le néologisme « morphologie ». Ce terme désigne ce qui est le propre du vivant et, en particulier, de la plante : une succession ordonnée de formes. La forme de la feuille n'est pas la cause de celle du pétale, ni celle-ci de la forme du fruit. Dans cette succession de formes, se manifeste un tout : la plante. Les processus physico-chimiques qui donnent sa forme à la plante sont comparables, par exemple, aux lois de la résistance des matériaux ou de la statique d'une construction architecturale. La grande différence, c'est que « l'architecte » de la plante est à tout moment actif dans cet édifice en perpétuel renouvellement. La compréhension du vivant suppose donc une autre approche que la seule faculté d'entendement. Elle fait appel à une faculté synthétique, intuitive. Dans ce sens, l'idée principale de Goethe, qu'on retrouvera plus tard chez Steiner et bien évidemment chez Edward Bach, c'est que la plante doit être étudiée tout au long de son cycle de vie. Si on l'isole dans le temps, comme par exemple sur un herbier, l'homme ne peut percevoir la vie à l'œuvre dans le végétal. En abordant la plante dans son processus de croissance, le chercheur peut alors comprendre la nature de

la métamorphose qui modèle et structure la matière physique.
Pour ce faire, Goethe propose que l'homme s'implique, et qu'il vive la métamorphose de la plante comme une réalité intérieure. Cette implication active et consciente se retrouve de nos jours dans les travaux de physique où on découvre que la pensée de l'expérimentateur influence l'objet observé. Cette image dynamique et vivante de la plante pose alors comme réel l'aspect « sensible et suprasensible » du végétal. Cette « théorie de la métamorphose (qui) est la clé de tous les signes de la nature » repose sur trois étapes évolutives. D'abord, la graine ou le bourgeon qui donnent naissance à la plante feuillée. Celle-ci se contracte à son tour dans le calice et se dilate dans la fleur. Puis, cette dernière se contracte dans l'ovaire et se dilate dans la formation du fruit. Ces mouvements de contractions et d'expansions permettent aux forces « suprasensibles » de la plante de se manifester sur le plan physique. Le fruit ou la fleur représentent alors l'aboutissement des forces formatrices présentes dans la plante.
Le 14 mars 1832, Goethe est victime d'un banal refroidissement lors d'une sortie en calèche. Il meurt huit jours plus tard. Puisée à l'aune de son œuvre, son épitaphe pourrait être : « Notre esprit est un être de nature tout à fait indestructible, un être qui continue d'agir d'éternité en éternité. Il est semblable au soleil qui semble simplement disparaître à notre regard terrestre, qui en réalité ne disparaît jamais, mais continue d'éclairer sans cesse. »

1. Goethe, *Poésie et Vérité*, autobiographie, Ed. Aubier Montaigne.
2. Paul-Henri Bideau, *Goethe*, Ed. PUF, Que sais-je ? 2183.

Samuel Hahnemann, le fondateur de l'homéopathie

« Les médecins sont curieux. Ils utilisent des remèdes qu'ils ne connaissent pas, et les introduisent dans des corps qu'ils connaissent encore moins. » L'auteur de ces lignes s'appelle Christian Frédéric Samuel Hahnemann, médecin autrichien du XVIIIe siècle. Pour mieux connaître ces remèdes et leurs effets sur le corps, il créa l'homéopathie. Samuel Hahnemann naît en Saxe, en 1755. A 15 ans, il sait déjà le grec, le latin, le chaldéen, et quelques langues étrangères. Marqué par l'ambiance qui règne dans la maison familiale, mélange de tolérance et de respect de l'individu, il écrira de son père : « Agir et vivre sans fausse ostentation était l'un de ses principes les plus remarquables[1]. Et il me l'inculqua plus par ses exemples que par ses paroles. »
C'est un enfant chétif, introverti, plongé à longueur de journée dans ses études. A 19 ans, après avoir étudié le français, l'italien, l'anglais, les mathématiques, la botanique et l'anatomie.... il choisit enfin sa voie et entame des études de médecine. Dans l'univers médical de l'époque, encore empreint d'obscurantisme, on pratique la saignée, on applique les sangsues, on administre des purges, des lavements... Les traitements sont douteux et confus, l'observation clinique approximative. Tout reste à faire.
En 1777, Samuel Hahnemann devient docteur en médecine. Engagé comme médecin personnel d'un riche prince roumain, il supporte mal d'être traité en grand seigneur. « Serais-je un servile, un courtisan, un adulateur ? écrit-il. On me gave d'honneur et de richesses alors qu'à quelques

kilomètres des gens sont à l'agonie... Je ne suis pas un médecin. Un médecin c'est autre chose. C'est l'homme qui poursuit la maladie sans relâche, qui lutte désespérément contre elle. »
En 1780, il part s'installer à Dessau, bien décidé à trouver quelque chose qui améliorerait l'art de la médecine. Quoi ? Il ne le sait pas encore. Mais il cherche.
En 1784, Hahnemann a 29 ans, dont une dizaine d'années passées au service de la médecine, agrémentées de nombreux conflits avec ses pairs. Il n'en peut plus de voir des malades mourir dans ses bras, impuissant à les soulager. Un jour, un enfant pousse son dernier soupir près de lui. C'en est trop ! C'est décidé : il pose, comme il le dit, Esculape dans la balance, et met fin à sa pratique médicale... provisoirement. Jusqu'à ce qu'il ait trouvé. Il regrette son choix de la médecine. Pourtant, il reste convaincu que Dieu n'a pas oublié de donner ce qu'il faut pour combattre le mal, c'est impossible !
Pour vivre, il devient traducteur. Travaillant sur la matière médicale de l'Anglais Guellen, il est troublé par ce qu'il lit à propos de l'écorce de quinquina, médicament très prisé à l'époque. Selon le praticien, l'effet du remède serait dû à son action sur les nerfs de l'estomac. Il y a un moyen très simple de savoir si c'est vrai, se dit Hahnemann, c'est d'absorber le remède sans être malade. Aussitôt dit, aussitôt fait ! Stupeur : le quinquina, qui soigne habituellement les fièvres et les tremblements, provoque sur lui ces mêmes effets. Suant, tremblant, angoissé, il pressent pourtant qu'il a mis le doigt sur quelque chose d'important. Il recommence l'expérience en mettant ses proches à contribution. Le résultat se confirme. Pendant des années, il fait ainsi subir à sa femme, à ses enfants, à ses amis... des dizaines d'expériences. Il prend une à une les substances de la pharmacopée de l'époque, et les

leur fait avaler en prenant bien soin de noter tous les effets qu'ils ressentent. Peu à peu l'idée se fait jour en son esprit : il faut soigner le mal par le mal, donner au malade un produit qui provoque, sur une personne saine, les symptômes mêmes qu'il ressent. « Depuis qu'on tourne autour de la similitude, écrira-t-il, comment n'a-t-on pas pensé qu'elle pouvait exister dans la maladie et son remède ? C'est la grande loi de l'équilibre, de l'harmonie universelle. On la retrouve partout : la philosophie, les mathématiques, le monde lui-même ! La similitude fait partie de l'harmonie divine. »

L'homéopathie était née. Il restait à en préciser les contours. Car Hahnemann teste des produits susceptibles de soigner, donc de provoquer des malaises. Pour en réduire la toxicité, il imagine de diminuer les doses. Ainsi naquît l'infinitésimal, second principe de l'homéopathie. Celui qui, aujourd'hui encore, dérange une large part des scientifiques. Comment un produit pourrait-il exercer une action alors qu'il est dilué à l'extrême ?

Dans son laboratoire, entouré de ses cornues glougloutantes, de ses dames-jeannes et de ses tubes à essai, Hahnemann dilue, dilue encore, dix fois, cent fois, mille fois... Puis, il teste et teste encore. En 1810, il publie ce qui reste encore aujourd'hui le fondement de l'homéopathie : *L'Organon rationnel de l'art de guérir*[2]. Il y rapporte que les remèdes homéopathiques sont fabriqués à partir de matières premières végétales, minérales ou animales. La plupart des plantes et des animaux (serpents, abeilles...) utilisés sont sauvages. Pour lui, les médicaments n'ont pas seulement une action chimique sur la maladie. Ils doivent aussi restaurer l'énergie vitale de l'organisme. D'où l'idée de secouer énergiquement la solution homéopathique entre chaque dilution, peut-être pour leur insuffler de l'énergie. Ces « succussions »

permettent au médicament d'être efficace, effet étonnant, même à de très hautes dilutions.
1812, les armées napoléoniennes de retour de Russie se replient sur Leipzig, où Hahnemann vit maintenant. Les soldats souffrent de typhus et de choléra. Les médecins sont impuissants à enrayer le fléau. Tous.... sauf Hahnemann, qui obtient des résultats spectaculaires. On en parle, la rumeur s'étend, et les malades affluent. Loin de mettre fin à ses problèmes, ces succès excitent ses adversaires. Mais il n'en a cure ! Enfin, il soigne, il guérit. Sa réflexion, sa pratique s'enrichissent : il n'y a pas de maladie, il n'y a que des malades. Le médecin ne peut connaître l'état de déséquilibre du malade que par les symptômes. Ce sont donc les symptômes qu'il faut soigner. Le remède doit être celui du symptôme. « Je crois, écrit Hahnemann, que Dieu a fait la maladie, mais aussi qu'il nous a donné les moyens de la combattre avec les forces que l'on peut dégager de la matière. Comme s'il était possible de réarmer l'individu avec des doses infiniment petites. Je suis sûr que plus tard on pourra prouver que j'avais raison. »
Début 1835, à 80 ans, veuf, Hahnemann vit seul à Koeten. Un jour, une jeune Française sonne à sa porte. Elle s'appelle Mélanie d'Hervilly, elle a 35 ans, et souffre des bronches. Le vieux médecin soigne la jeune malade et... l'épouse ! Le voilà encore sur les routes. En juin 1835, Hahnemann s'installe à Paris, au 26 de la rue des Saints-Pères, chez Mélanie. La nouvelle se répand comme une traînée de poudre : le célèbre médecin allemand qui fait des miracles est à Paris. La clientèle se presse... et les médecins bien intentionnés protestent ! Certains tentent même de faire interdire l'homéopathie. « Je m'en doutais, remarque-t-il non sans humour. Si tout, brusquement, avait été facile, j'aurais cru

que Dieu m'avait abandonné ! » Guizot, ministre de l'Intérieur de l'époque, rétorque aux détracteurs : « Si l'homéopathie est une chimère, elle s'éteindra d'elle-même. Si, au contraire, elle est un progrès, elle résistera à toutes les oppositions, et l'Académie doit le souhaiter, elle qui a pour mission d'encourager les découvertes ! »
Sur son lit de mort, en 1843, Hahnemann confie à Mélanie le soin de faire vivre son œuvre. « Que personne ne suive mon cercueil, murmure-t-il... L'orgueil, voilà l'ennemi. L'orgueil et la haine, c'est le malheur des hommes. » Il repose aujourd'hui au cimetière du Père-Lachaise, à Paris, Mélanie à ses pieds.

1. Renée-Paule Guillot, *Samuel Hahnemann, pionnier de l'homéopathie*, Ed. Sum, Genève.

2. Dr Jacques Baur, *Histoire et Métamorphoses de l'Organon de Hahnemann*, Ed. Boiron.

Rudolph Steiner, le découvreur de l'invisible

Rudolph Steiner est né le 27 février 1861, dans une région montagneuse de la Hongrie. Il grandit au milieu de paysages magnifiques, de plaines verdoyantes entourées de sommets. Certes, Rudolph vit dans une petite ville de province, mais il est entouré de la technologie moderne la plus sophistiquée. Dès le début, le cocktail si caractéristique qui allait marquer sa vie est présent : un mélange de science et de nature, de rigueur intellectuelle et de visions pénétrantes. A mesure qu'il grandit, Rudolph plonge à la fois dans le réel, le concret, mais aussi dans le monde sensible et surnaturel.
Très tôt, Rudolph Steiner connaît des sensations hors du commun, des perceptions extrasensorielles. Un jour qu'il est dans la salle d'attente de la petite gare où travaille son père, il voit entrer une jeune femme qu'il ne connaît pas, mais qui lui paraît familière. Personne ne semble la remarquer. Elle s'avance vers lui et dit : « Essaie de m'aider autant que tu le peux. Maintenant, mais aussi plus tard, dans ta vie. » Lorsqu'il rentre chez lui, il apprend qu'une cousine de son père vient de se suicider, à l'heure précise où elle lui était « apparue » !
Rudolph garde pour lui ces visions. Il est tout le temps plongé dans les livres, affamé de connaissances. Mais, quel que soit le sujet, il en tire toujours une connaissance profonde qui nourrit à la fois son intellect et son être intérieur. Un jour, l'un de ses maîtres lui prête un manuel de géométrie. « Qu'on puisse ainsi élaborer des formes qui sont vues de manière purement intérieure, indépendamment des sens

externes, m'emplissait d'un profond contentement, écrit Steiner dans son autobiographie[1]. Par la géométrie, je fis ma première expérience du bonheur. » Etrange rapport avec cette science ! « Je sentais que la connaissance du monde spirituel doit véritablement exister à l'intérieur de l'âme, continue-t-il, en tant que réalité objective, tout comme la géométrie. »

Rudolph Steiner, esprit autodidacte, devient si brillant qu'à 15 ans on lui confie le soin de donner des leçons particulières aux autres étudiants, les plus jeunes, mais aussi ceux de sa classe. Dans le même temps, il affine ses connaissances à la fois en botanique et en occultisme. A 18 ans, il entre à l'Institut technologique de Vienne. Et il lit toujours. Surtout les philosophes. Les idées en vogue à l'époque sont volontiers matérialistes. Steiner, par toutes les fibres de son corps, ressent cette pensée comme erronée et révoltante ! Aussi, est-il bouleversé lorsqu'il rencontre l'œuvre de Goethe. La lecture de Faust le convainc qu'il peut écarter les philosophies matérialistes de sa pensée.

Jeune diplômé, Rudolph trouve une place de précepteur. Il a 23 ans. La famille compte quatre enfants, dont le dernier, âgé de 10 ans, est attardé mental. Hydrocéphale. Pour Steiner, cela ne fait aucun doute : le problème est d'abord d'origine physique. Les facultés mentales sont endormies, mais pas absentes. Il entreprend donc de les réveiller en se faisant aimer de son jeune élève, et en lui donnant envie de sortir de son enfermement. Sa réussite est spectaculaire ! Au bout de six ans d'efforts, le petit Otto est guéri. Par la suite, il deviendra même médecin. Cette expérience constitue la base sur laquelle Steiner, bien des années plus tard, développera sa conception de l'éducation, encore appliquée de nos jours dans des écoles portant son nom, un peu partout dans le monde. Goethe réapparaît dans la vie de Steiner lorsque celui-ci a 30 ans. Il devient éditeur des œuvres scientifiques du grand poète. Pendant sept ans, à Weimar, il se plonge avec délice dans une œuvre passionnante. Car Goethe avait une conception du monde et de l'évolution qui fait écho aux convictions profondes du jeune homme. Alors que Steiner est un petit homme mince, peu impressionnant, aux longs cheveux en désordre, aux lunettes à monture métallique, un « séminariste sous-alimenté » comme aime à le qualifier un de ses amis, en quelques années il devient un tribun charismatique. Comment ? Par un travail acharné d'abord, par une rencontre ensuite.

Après son expérience à Weimar, il est tout à tour directeur d'une revue culturelle marginale, enseignant, disciple du biologiste Ernst Haeckel... Celui-ci, inventeur du mot « écologie », prône l'unité de toutes les espèces vivantes, idée qui influence beaucoup Steiner. Mais Haeckel est matérialiste, et sa vision du monde manque singulièrement d'âme. Steiner rencontre enfin son public à la Société théosophique. En 1900, cette société spirituelle, fondée par la voyante Héléna Blavatsky, fait fureur. Elle diffuse un message en forme de religion universelle, teintée d'orientalisme. Steiner commence par y donner des conférences et, deux ans plus tard, il est responsable du mouvement en Allemagne, en Autriche et en Suisse.

Et Steiner devient une star ! Pourtant, il n'a fait que passer de l'autre côté de la barrière, troquant sa rigueur intellectuelle contre un épanouissement mystique. Il façonne alors sa conception de l'homme et de l'univers. Mais le mouvement théosophique reste trop ésotérique à ses yeux. La rupture couve. Elle devient inévitable en 1909, lorsque le révérend Charles Leadbater, théosophe et pédophile, s'amourache d'un jeune Indien et veut en faire la nouvelle réincarnation du Christ. Steiner refuse de se plier à cette fantaisie et quitte les théosophes. L'adolescent ne tarde pas à faire de même, et deviendra un philosophe particulièrement connu : Krishnamurti !

Il ne reste plus à Steiner qu'à créer son propre mouvement. C'est ainsi que naît la Société anthroposophique. N'ayant plus à subir aucune contrainte, Steiner peut enfin diffuser ses idées. Une conception de l'homme et de l'univers au sein de laquelle l'esprit joue un rôle essentiel. L'homme est un être de corps, d'âme et d'esprit, trois éléments qui interagissent en permanence. De l'harmonie de ces relations découle la santé. Pour l'anthroposophie, l'humain est doté de quatre corps. D'abord, le corps physique, visible, palpable, qui se désagrège lorsque la vie le quitte. Il faut donc qu'une autre force maintienne son organisme lorsque la vie l'habite. Tout comme les plantes, l'homme a un deuxième corps, que Steiner appelle « corps de vie » ou « corps éthérique ». Même s'il n'est pas directement perceptible à nos sens, par lui se fait la croissance. Grâce à notre troisième corps, ou « corps astral », l'homme peut développer son âme. Dernier étage de l'édifice : l'esprit. Steiner l'a baptisé « organisation du Moi ». C'est ce qui distingue l'homme des autres créatures, car il a seul conscience de lui-même. Pour que l'individu soit en bonne santé, il faut à tous les étages un fonctionnement harmonieux : physique, psychique, émotionnel, spirituel. Un problème d'ordre psychique, émotionnel ou spirituel peut se répercuter jusque dans le corps physique.

Enfin, dimension essentielle de la médecine d'orientation anthroposophique : l'homme fait partie d'un univers dans lequel il baigne. Il est donc en relation avec tous les rythmes naturels, des saisons à la ronde des planètes. Et cet homme,

créé à l'image de la nature, doit se soigner avec des remèdes issus de cette nature. Tous les éléments participent à la guérison : les plantes, les minéraux, mais aussi les couleurs, le mouvement, les sons... Maintenant que la Société anthroposophique existe, Steiner laisse libre cours à son goût pour l'art. Il met au point une discipline mêlant le théâtre, la danse, le chant et la gestuelle, qu'il baptise « eurythmie ».
Le décor est dressé. La pièce peut enfin commencer. Ses différents actes se nomment médecine anthroposophique, éducation, agriculture biodynamique. « Derrière le monde visible, écrit Steiner, s'en trouve un autre, invisible, qui se dissimule aux sens ainsi qu'à la pensée entravée par les sens. Il est possible à l'homme de pénétrer dans ce monde en développant des facultés latentes en lui. » Dès lors, l'activité de Rudolph Steiner devient frénétique. Il ne dort presque plus, s'alimente peu. Souffrant, terrassé par de violentes douleurs digestives, il se croit empoisonné. Mais il continue de travailler comme un forcené. A la fin de l'année, il s'alite. Trois mois plus tard, le 30 mars 1925, il meurt sans un mot. Il a 64 ans. Il a tout mis en place pour que l'anthroposophie puisse vivre.

1. Rudolph Steiner, *Autobiographie*, Ed. Anthroposophiques Romandes, Genève.

Edward Bach, le fondateur

Edward Bach naît le 24 septembre 1886 à Moseley, en Angleterre, aîné des trois enfants d'une famille de classe moyenne. Son père est propriétaire d'une fabrique d'articles en laiton, à Birmingham. Très vite, le petit Edward montre un caractère très affirmé, une détermination et un pouvoir de concentration exceptionnels. On espère bien qu'il reprendra l'entreprise familiale. Mais plus l'enfant grandit, plus le père comprend qu'il n'est pas fait pour le laiton de Birmingham. Edward, adolescent, aime surtout partir pour le Pays de Galle, et y passer des vacances. Là, il marche, dort dans les villages, court les campagnes, assouvit son amour de la nature. Assez tôt, la dualité de son caractère s'impose : indépendant et optimiste, doué d'un grand sens de l'humour, il peut, soudain, devenir silencieux et pensif, partir seul courir le pays, ou s'asseoir et regarder fixement quelques centimètres carrés d'herbe, l'écorce d'un arbre, durant des heures. Si jeune, il ressent déjà une réelle compassion devant la souffrance et la détresse des êtres vivants, hommes et animaux. Il sait, instinctivement, que sa destinée sera d'aider les autres. Médecin lui semble la meilleure manière d'y arriver. Peut-être est-ce à cette époque qu'il rêve de découvrir un médicament, simple, accessible à tous, et qui soignerait toutes les maladies.

Edward Bach termine la première partie de sa scolarité à 16 ans. Il intègre alors la fonderie familiale, conscient que des études de médecine seraient une charge financière très lourde pour sa famille. Il occupe divers emplois dans une ambiance bruyante et malodorante. Lui si sensible prend cette période difficile avec un certain humour et beaucoup de bonne volonté. Il est très receptif aux réactions des ouvriers avec lesquels il travaille et notamment à leur crainte de la maladie, synonyme de perte d'emploi.

Un jour, il s'ouvre enfin à son père et lui fait part de son envie de devenir médecin. Son idéal de guérir ne fait pas vraiment l'affaire du papa. Mais celui-ci comprend que son fils est habité par une détermination farouche. Dès la rentrée scolaire de 1906, il finance ses études.

Edward Bach commence son parcours d'étudiant à l'université de Birmingham, et continue sa formation au centre hospitalier universitaire de Londres. Il y reçoit le diplôme de docteur en médecine en 1912. Deux ans plus tard, il obtient le diplôme de Santé publique de Cambridge. C'est une période difficile. La vie citadine lui pèse, il manque d'argent pour acheter des livres. Il se plonge alors dans l'observation clinique et remarque tout de suite qu'un même traitement ne guérit pas toujours une seule et même maladie. De ces études, il dira plus tard qu'il lui fallut cinq bonnes années pour en oublier toutes les sottises qu'on lui avait apprises.

Tout jeune médecin, il sait déjà qu'il est plus important de connaître la personnalité profonde de l'individu que la maladie dont il souffre.

1913, Edward Bach est chirurgien au service des urgences du centre hospitalier universitaire de Londres. Mais sa santé fragile l'oblige à abandonner ce travail au bout de quelques mois. Rétabli, il exerce à Harley Street, la rue des meilleurs cabinets médicaux de Londres. Mais il est de moins en moins satisfait par les méthodes « classiques ». Certes, l'état des patients s'améliore quelque peu, mais pourquoi n'est-il pas toujours définitif ? Et que faire en cas de maladies incurables ? Il pense alors que la solution est dans la recherche, et accepte un poste d'assistant en bactériologie au centre hospitalier universitaire de Londres.

Edward Bach cherche... et trouve. Il est le premier à penser qu'un vaccin composé à partir de bactéries prélevées dans la flore intestinale d'un patient souffrant de maladie chronique, et injecté par voie intraveineuse, a pour effet de nettoyer l'organisme des « poisons » causant cette maladie. Il développe ainsi des vaccins qui donnent des résultats extrêmement intéressants dans diverses maladies chroniques comme l'arthrite, les rhumatismes, les maux de tête...

1914, c'est la guerre. D'une santé trop précaire, il est réformé pour le service armé. Mais il assume quand même la responsabilité de 400 lits au University College Hospital et des travaux de recherches au laboratoire, en plus de ses obligations d'assistant en bactériologie au centre hospitalier universitaire de Londres. Bref, il travaille d'arrache-pied. Beaucoup, trop. Il s'effondre en juillet 1917. Transporté en salle d'opération, dans le coma, on l'opère à son insu. Cette intervention le sauve momentanément. Le diagnostic postopératoire est terrible : cancer, trois mois de survie ! Remis sur pied en

quelques jours, il reprend ses activités car il sent bien que son but n'est pas encore atteint. Il décide d'oublier le diagnostic et le pronostic assénés. Il mobilise alors toutes ses ressources intérieures pour travailler.
En quelques mois, il retrouve force, santé et moral solides. Etonnement des chirurgiens et des médecins qui l'ont traité. Edward Bach sait pourquoi il s'est guéri si vite : il a un but précis, un intérêt absorbant pour quelque chose d'important et de concernant, c'est le facteur décisif pour garder ou recouvrer la santé, physique et morale. Cette expérience qui l'a obligé à plonger au plus profond de lui-même éclaire alors un point important : l'attitude psychique et spirituelle sont capitales pour faire face aux troubles de santé. De plus, Edward Bach prend conscience du rôle déterminant du médecin qui, par son comportement, risque de faire perdre tout espoir à son patient au lieu de l'aider à mobiliser son potentiel vital lors de la maladie.
1919, ses découvertes remarquables dans le domaine de la toxémie intestinale sont de plus en plus appréciées. Pour autant, Edward Bach n'est toujours pas satisfait de son sort. Il sent bien que son remède, simple, accessible à tous et soignant toutes les maladies ne se cache pas dans le domaine des vaccins. Il obtient alors le poste de pathologiste-bactériologiste à l'hôpital royal homéopathique de Londres. C'est presque par hasard qu'il rencontre l'homéopathie et la pensée extraordinairement rigoureuse de son fondateur, Hahnemann. L'*Organon*, le principal ouvrage de l'approche homéopathique, l'enthousiasme : le semblable guérit le semblable, toute substance qui provoque un déséquilibre ou une maladie peut aussi guérir si on l'absorbe à doses infinitésimales. Il pressent que cette piste est la bonne.
Cent ans avant lui, Hahnemann avait découvert la relation

étroite existant entre les poisons intestinaux et les maladies chroniques. De plus, Hahnemann avait aussi compris qu'il ne fallait pas traiter la maladie mais bien le malade. Edward Bach sent qu'en arrivant à produire la synthèse entre l'homéopathie et ses propres travaux, il trouvera quelque chose d'intéressant.

En classifiant les différents types de personnalités de ses patients, Bach dégage sept groupes particuliers correspondants à sept bacilles ; quelques années plus tard, il affinera et trouvera d'autres groupes, d'autres classifications. Pour l'heure, ce travail de fourmi lui permet de mettre au point des « vaccins homéopathiques » qu'il appelle « nosodes ». Ses travaux sont publiés dans les annales de la Royal Society of Medicine. Et en avril 1920, il fait un communiqué à la London Homéopathie Society ayant pour thème : « La relation entre la thérapie par vaccins et l'homéopathie ». Ce travail est reçu avec le plus grand intérêt par les homéopathes. Ces nosodes, médicaments homéopathiques préparés à partir de substances d'origine pathologique, sont toujours utilisés de nos jours.

1922, Edward Bach est débordé. Il continue ses consultations de cabinet à Harley Street, son travail à l'hôpital homéopathique et, de plus, il consulte à Nottingham Place, un quartier où il soigne gratuitement les déshérités. Il n'a plus de temps pour ses recherches. Pourtant, son travail sur les nosodes et leurs rapports avec la toxémie intestinale, notamment en cas de cancer, n'est pas terminé. Il démissionne alors de son poste à l'hôpital, et transporte ses travaux dans un grand laboratoire, à Park Grescent. Il vit une période de renommée, certains de ses confrères n'hésitant pas à l'appeler « le deuxième Hahnemann ».

1924, Edward Bach propose un exposé au British

Homeopathic Congress, intitulé : *La toxémie intestinale dans sa relation avec le cancer*. Il y démontre que « l'amélioration obtenue est due à l'amélioration de l'état général et non au traitement local ». Homéopathes et allopathes sont très intéressés par le travail du jeune médecin, et l'utiliseront chacun dans leur domaine.

1926, Edward Bach publie son premier livre *La Maladie chronique, une hypothèse*, avec le Dr C.E. Wheeler. Pour eux, « ce qui guérit, c'est d'amener un patient qui n'est pas tout à fait lui-même à être de nouveau tout à fait lui-même ». La maladie est une dysharmonie qui survient quand une partie du tout ne vibre plus à l'unisson des autres parties. Plutôt que de lutter contre les virus et les microbes, il s'agit de renforcer les défenses de l'organisme. Le domaine de l'immunologie montrera plusieurs années plus tard la justesse du raisonnement. Mais Edward Bach n'est pas absolument convaincu que les substances toxiques d'origine animale, végétale ou minérale utilisées en homéopathie, même sous formes infinitésimales, jouent un rôle fondamental dans la guérison. Il pressent toujours que la guérison du corps passe par l'âme, par l'être intérieur, dynamisé par une vibration supérieure.

1928, Edward Bach a 42 ans. Médecin reconnu, célébré par ses pairs, il peut s'installer dans le confort bourgeois qui lui tend les bras. Pour ses recherches, il est maintenant assisté de quatre médecins, dispose d'une clientèle très importante et reçoit même la visite de nombreux confrères qui demandent à être formés par lui. Mais Bach n'est pas impressionné par ce succès. Mieux, il n'a qu'une envie, c'est de le fuir. Bien que sa vie privée ne nous soit pas connue, on sait qu'il vit à cette période un deuxième divorce.

Sans plus d'attache, et à la consternation générale, il brûle toutes ses notes de recherches, vide le contenu de ses flacons dans l'évier, ferme son laboratoire et part pour le Pays de Galles. Son bagage est mince. Et, par erreur, il emporte surtout des... chaussures. Bach sait maintenant que c'est dans la nature qu'il trouvera la solution.

Et il marche, arpente les prairies et les bosquets, se demande comment il pourrait utiliser toute l'énergie qu'il ressent au contact des herbes, des fleurs, des buissons et des arbres. Il est de plus en plus convaincu que dans la plante se trouve un laboratoire fabuleux qu'un produit pharmaceutique ne peut égaler : « Bien des plantes possèdent des propriétés guérissantes qui allègent les souffrances humaines, pense-t-il alors[1], et certaines sont utilisées en médecine, mais celles que je cherche sont les vraies plantes guérissantes qui renferment encore un plus grand pouvoir. Leur œuvre est non d'alléger mais de guérir et de ramener la santé dans le corps et dans l'esprit. »

Un jour, sur les bords de l'Usk, une petite rivière du sud du Pays de Galles, il a l'idée de cueillir des fleurs de muscade et d'impatience sauvage. Il les traite de manière homéopathique, dilutions successives et dynamisations. Les résultats sur certains malades sont prometteurs, mais la fabrication homéopathique reste encore compliquée. Il cherche toujours le médicament simple, utilisable par tous et traitant toutes les maladies. Son périple au Pays de Galles et dans le sud-est de l'Angleterre dure plusieurs années. Il est accompagné de sa fidèle collaboratrice, Nora Weeks. Leur camp de base est situé dans un petit village proche de Bestws-y-Coed, au nord du Pays de Galles.

Tout en collectant des plantes, en cherchant des informations, Edward Bach décide de s'intéresser aux symptômes psychiques du malade. Il s'efforce d'entrer lui-même dans des états psychiques caractéristiques comme l'anxiété, la dépression ou la colère. Puis, il cherche ensuite quelle plante pourrait l'aider à retrouver son harmonie intérieure. Par son extraordinaire sensibilité et son intuition très développée, il comprend alors qu'un ordre, une cohérence existe bel et bien entre les états émotionnels de l'humain et certaines plantes qui soulagent les tensions, les déséquilibres. Il crée donc un répertoire, enrichi au fil des années, qui met en relation les états d'âme avec telle ou telle plante.

Sa « petite voix intérieure » lui souffle un jour qu'une énergie particulière pourrait bien se trouver concentrée dans la rosée du matin. Il recueille alors consciencieusement l'eau posée sur les fleurs et les feuilles, et la teste. Effectivement, il constate que la rosée chauffée par le soleil naissant porte en elle la « force » de la plante, et plus précisément de sa fleur. Mais Bach trouve très vite le procédé de récolte par trop astreignant. Il a alors l'idée de laisser tremper les fleurs dans un bol d'eau de source et de les exposer au soleil durant quelques heures, à l'endroit où la fleur a grandi. L'eau s'imprègne des forces bénéfiques que la plante a cumulées dans sa fleur. La méthode simple qu'il cherche depuis des années est trouvée : le feu, la terre, l'air et l'eau, alliés pour donner un remède puissant.

1930, Edward Bach écrit un livre : *Guéris toi toi-même*. Le manuscrit, composé ici ou là, dans les champs, explique que la maladie n'est pas due à des causes physiques, mais à certains états d'être qui assombrissent le bonheur normal de l'individu. Il est clair que la « tête » contrôle les fonctions physiques et mentales de chacun. Pour Bach, le bonheur est certainement la meilleure thérapie que Dieu a mise à notre disposition. L'homme a en lui la sagesse et la connaissance pour le mener vers la plénitude, et l'intuition comme guide.

Edward Bach et Nora Weeks passent de plus en plus de temps à Cromer, sur la côte de Norfolk. Ils habitent une petite maison dominant la mer, où Bach traite avec succès de nombreux malades grâce à ses élixirs de fleurs. Puis, un an plus tard, en 1934, ils émigrent de nouveau, et s'installent alors à Sotwell, dans la vallée de la Tamise. La maison, devenue aujourd'hui très célèbre, s'appelle Mount Vernon. Bach y consulte, soigne et écrit. Le pouvoir médical d'alors, le General Medical Council, tente bien de l'intimider et de lui contester le droit d'utiliser ces étranges élixirs dont aucune démarche scientifique ne prouve les effets. Mais Bach, têtu, continue. Les cas les plus variés et, parfois, les plus dramatiques se proposent à lui. Et il traite, soigne, guérit, ses élixirs et son intuition pour seuls supports.

Edward Bach a toujours défini l'intuition comme un état naturel qui perdure lorsqu'on suit ses vrais désirs plutôt que les chemins balisés par l'éducation et la vie sociale. Il sait maintenant que la maladie n'est que la consolidation d'attitudes mentales négatives. Le chemin vers la santé englobe tous les plans de l'être, physique, émotionnel, mental et spirituel.

1933, Edward Bach publie *Les 12 Guérisseurs* [2], les douze premiers élixirs. 1934, viennent *Les 12 Guérisseurs et les 7 Aides*.

1935, Edward Bach a fabriqué la quasi-totalité des meubles de Mount Vernon, bien qu'il ne connaisse rien à la menuiserie. Cette activité le détend et l'amuse. De plus, cela lui permet de faire des économies, car depuis son départ de Londres, il vit dans une situation financière plus que précaire. Le travail physique lui fait du bien. Il se sent au seuil de grandes découvertes. Il a déjà engrangé nombre d'informations sur 19 fleurs et disposent donc de 19 élixirs. Et à chaque rencontre d'une nouvelle fleur, le processus est le même : quelques jours avant, il vit dans son corps l'état négatif et les souffrances physiques qui correspondent à celui-ci. Ainsi, en mars 1935, juste avant de découvrir Prunus (Cherry Plum en anglais), il souffre d'une inflammation des sinus, avec douleurs osseuses et maux de tête. De plus, il se sent désespéré, comme si la vie ne peut plus être envisagée sans perdre la raison. Exactement la sphère d'action de Prunus. Au cours de cette année 1935, il trouve de cette manière étrange 19 autres fleurs. Il dispose alors de 38 élixirs.

Début 1936, Edward Bach est épuisé. Ses dernières découvertes l'ont beaucoup fatigué. Pourtant, il n'a guère l'opportunité de se reposer, sa renommée est grandissante et les patients impatients. Il partage son temps entre ses consultations, la préparation des remèdes, les cours sur leurs utilisations dispensés à une petite équipe qui s'est constituée autour de lui, les réponses au courrier qui vient du monde entier...

A la même période, le General Medical Council tente une nouvelle fois de ramener ce bizarre médecin à la raison. On le menace indirectement, on lui demande de cesser, on lui suggère de rentrer dans le rang, on lui fait comprendre qu'il n'est pas un bon exemple... La réponse du Dr Edward Bach, datée du 8 janvier 1936, laisse transparaître une calme détermination : « Ayant reçu une note de vous concernant les assistants non qualifiés qui travaillent avec moi, il est juste que je vous informe que je travaille actuellement avec plusieurs d'entre eux et que j'ai l'intention de continuer à le faire.

Comme j'en ai déjà informé le Council auparavant, je considère comme étant le devoir et le privilège de tout docteur d'enseigner aux malades à se guérir eux-mêmes.

Je vous accorde toute liberté pour donner à cette prise de position la suite que vous jugerez convenable et équitable. Ayant prouvé que les herbes des champs étaient si simples dans leur usage et si merveilleusement efficaces dans les action guérissante, j'ai abandonné la médecine orthodoxe. »
Une lettre qui resta sans suite.
Octobre 1936, Edward Bach est de plus en plus faible. Il est obligé de garder la chambre pour reposer ce corps qui lui a tant servi. Pourtant, de son lit, il continue de diriger ses trois assistants, de prescrire pour ses patients. Et il continue d'écrire.
Dans la nuit du 27 novembre 1936, pendant son sommeil, celui pour qui « la mort n'est qu'un changement d'état », change d'état, laissant ici-bas son corps physique. Parti vers une autre forme de vie, il laissa un principe de médicaments simples, utilisables par tous et soignant toutes les maladies, pour le bien de tous les être vivants sur cette terre. Son héritage consistait en quelques vêtements qu'il portait sur lui et plusieurs paires de chaussures.

1. Iona Sarah Salomon, *Fleurs et Santé*, Ed. Souffle d'Or.

2. Dans la traduction française, ce livre s'appelle *Guérison par les fleurs*, Ed. Courrier du Livre.

Les recherches actuelles

Quand il s'en est allé, Edward Bach considérait que ses recherches et ses découvertes recouvraient l'ensemble de ce que l'on pouvait découvrir des élixirs de fleurs. Les 38 élixirs floraux et le 39e, le remède d'urgence, traitaient, pensait-il, l'ensemble des affections psycho-sensorielles des humains. De plus, n'ayant laissé que peu d'indications précises quant à la conception, la « fabrication » de ses élixirs, personne ne continua ce travail. En Angleterre, pays de tradition, on considérait avec révérence le travail de Bach. Les élixirs floraux devinrent une approche thérapeutique complète et définitive. Las ! L'évolution de la société, les nouvelles pollutions, les rythmes de vie stressants, l'environnement mondial secoué de soubresauts... furent autant d'éléments qui montrèrent certains aspect de la personnalité (communication, sexualité plus « libre », ouvertures intérieures...) ne trouvant pas de « résonance » auprès des remèdes de Bach. C'est

pourquoi, au cours des années 1970, on vit apparaître des groupes de recherche un peu partout dans le monde.
Dès 1978, Richard Katz et Patricia Kaminski créèrent la Flower Essence Society, regroupant thérapeutes et chercheurs du monde entier. Ils mirent alors sur le marché 24 nouveaux élixirs, aujourd'hui intégrés dans la monographie générale des élixirs de fleurs. On leur doit aussi des recherches et des informations sur le monde végétal qui ont permis de mieux comprendre comment les élixirs floraux agissent sur l'organisme humain.
Parallèlement, d'autres chercheurs se sont manifestés : l'Américain Gurudas décrit, au milieu des années 1980, plus de cent nouveaux élixirs floraux ; Steve Johnson et Shabd-Sangeet Khalsa, de l' Alaska Flower Essence Project créent des élixirs floraux de plantes du Grand Nord américain ; il faut aussi citer Sabina Pettitt au Canada, la société Desert Alchemy en Arizona, la société Running Fox Fram au Massachusetts, l' Australian Bush Flower Essences et Living Essences of Australia en Australie,... qui ouvrent de nouvelles perspectives. Différentes personnes œuvrent aussi dans les forêts amazoniennes, à Hawaii, dans l'Himalaya... En Europe, la Suisse, et bientôt l'Italie, l'Espagne et le Portugal feront partie du club.
Un travail particulier est à signaler en Allemagne. Andreas Korte, chercheur d'une trentaine d'années, créateur de la marque « Phi », a conçu et développe une méthode de fabrication très originale. Pour lui, recueillir la vibration d'une plante « agonisante » dans l'eau pure lui posait un problème de conscience, d'éthique. Après de longues recherches et divers essais, il extrait aujourd'hui le principe des fleurs sans couper celles-ci. La « personnalité » de la fleur est recueillie par le biais d'une géode de cristal, une masse minérale sphé-

rique ou ovoïde tapissée de cristaux aux forts pouvoirs vibratoires, contenant de l'eau de source très pure. « Je commence par méditer afin d'entrer en contact avec les fleurs choisies, explique-t-il. Durant cette méditation, je perçois beaucoup d'informations sur les propriétés de l'élixir. Une fois mon propre rayonnement accordé à l'environnement, je verse de l'eau de source dans la géode de cristal. Puis je place la géode dans les corps énergétiques des fleurs de la même variété. Après un certain temps, je ressens que la géode canalise l'information de la plante et la transmet à l'eau. Ce n'est qu'après quelques heures que cette eau a emmagasiné le maximum d'énergie et devient l'élixir mère... » Andreas Korte propose des élixirs de fleurs venues d'Europe, mais aussi d'Afrique, des iles Canaries, ou d'Amazonie. De plus, il s'est fait une spécialité des élixirs de fleurs d'orchidées.

En France, l'Association Gaia, créée en 1986, et le Laboratoire Deva, installés à Autran, dans les Alpes, participent activement à l'information, la formation, les recherches et le développement de la thérapie par les élixirs de fleurs. Sous l'impulsion de Philippe Deroide, divers groupes de travail œuvrent dans différentes directions. D'abord, les études et expérimentations cliniques : d'une part par des praticiens indépendants ; d'autre part, et dans une moindre mesure, en milieu hospitalier, par les procédures classiques du double-aveugle et de l'utilisation de placebo. Ensuite, les recherches scientifiques classiques, avec l'analyse des élixirs mères : études quantitatives et qualitatives des principes actifs, par lyophilisation, puis spectroscopie U.V. et chromatographie. Pour l'heure, les observations ne permettent pas d'expliquer l'effet thérapeutique des élixirs floraux par un processus biochimique. Pour Philippe Deroide, « les résultats montrent que l'effet des remèdes vibratoires (homéopathie, élixirs floraux) ne pouvant être testé par les méthodes conventionnelles (qui s'intéressent uniquement aux substances biochimiques), il est essentiel de développer de nouvelles méthodes expérimentales susceptibles de détecter la présence des champs de force à l'œuvre dans ces remèdes et de tester leur action vibratoire ».

En collaboration avec le Laboratoire Deva, le Laboratoire Elixiflor a apporté les toutes dernières améliorations, adaptant les élixirs de fleurs aux contingences dictées par la « modernité » de notre époque. Les Elixiflors sont des complexes d'élixirs floraux, réunissant cinq ou six élixirs, intégrés sans alcool dans une base d'huile d'amande douce, sous forme de capsules masticables, protégées sous blister, et donc consommables en tout lieu et à tout moment.

Pour l'heure, le travail continue dans toutes les directions. Pour répondre à la demande grandissante du public, chacun développe, teste, trouve de nouveaux élixirs, améliore ceux déjà connus, se préparant ainsi à ce qui pourrait bien être la vraie révolution médicale du troisième millénaire : les médecines vibratoires.

Les modes d'action des élixirs floraux selon la tradition

Le monde végétal

Pour comprendre le fonctionnement des élixirs floraux, intéressons-nous à la manière dont Edward Bach et les autres précurseurs perçurent et nous montrèrent le monde végétal.
Dans notre appréhension actuelle du monde, l'humain est un élément extérieur, une entité propre, un composant de la nature parmi d'autres. La réalité objective que propose notre science moderne repose sur la conception d'un univers froid, sec, sans âme, ne répondant qu'à la loi des causes et des effets. Point d'Esprit dans ce grand ordonnancement, point de sens. Seulement du hasard et de la nécessité.
Pourtant, depuis quelques années, les recherches concernant l'infiniment petit montrent que l'esprit semble bien rejoindre la matière. La physique découvre par exemple que la pensée de l'observateur influence le phénomène observé. Selon le

protocole utilisé, la personnalité du chercheur, l'objet de la recherche... l'expérimentation, et surtout le résultat, prennent une coloration particulière. Comme si on assistait à un « transfert d'informations », de l'esprit de l'expérimentateur vers l'objet de la recherche.

Hildegarde de Bingen, Paracelse, Hahnemann, Goethe, Steiner, Bach et quelques autres avaient compris intuitivement que la vie est présente en chaque végétal. Bien au-delà de l'apparence physique. Sommes-nous de nos jours tellement coupés de ce monde que nous ne sommes plus sensibles à cette réalité ? Non, bien sûr. Même si l'homme moderne maltraite la nature. Qui ne s'est jamais régénéré par une promenade en forêt ? Combien d'appartements sont envahis par les plantes vertes ? Quelle maison ne possède pas son coin de jardin ?

Nous restons toujours attachés aux plantes et surtout aux fleurs. Elles sont présentes à chaque moment important de la vie. Lors des rituels de passage — naissance, mariage, décès... on décore les lieux avec des gerbes. Quand on veut envoyer un message — déclaration d'amour, soutiens et encouragements... on marque son importance avec des fleurs.

L'être humain est ainsi fait qu'il ressent la nature au plus profond de son âme. Comme un écho, en résonance avec son intériorité. Consciemment ou inconsciemment, nous sentons bien que la même vie habite notre corps et le bouton d'or ou la brunelle. Nous sentons bien que les graines, puis les plantes et enfin les fleurs, croissent selon une organisation « intelligente ». Même si l'explication qui prévaut à l'heure actuelle repose encore sur ce fameux concept de « hasard et de nécessité ». Cette matière qui se modèle, se structure, répond au même processus que n'importe quel organisme

vivant. Comme notre corps, une plante a une masse, une forme et même une température définie. Durant sa croissance, elle absorbe une certaine quantité de lumière, et libère une certaine quantité d'eau. On peut même mesurer ses réactions électriques.
Mais cette plante est plus encore qu'un simple organisme qui s'enrichit d'énergie, en libère, ou montre des signes électriques de vitalité. C'est une capucine ou une pâquerette, et chacun peut reconnaître sa personnalité propre. Elle appartient à un genre, à un groupe, à une famille... comme les humains.
A un moment de sa croissance, la plante montre un phénomène très particulier : les parties vertes, tige et feuilles, cessent de grandir. Alors, apparaît la fleur. Passage rapide, presque brutal. La plante et sa fleur arrivent très vite à maturité. Le processus d'évolution est à son apogée. En quelques jours ou quelques semaines, la plante épanouie s'épuise, se rétracte et retombe en terre. Et la saison d'après, le cycle recommence. Comme dans tout ce qui vit, on assiste là à l'expansion d'une forme, à sa contraction, puis à sa transformation.
Ce qui nous intéresse aujourd'hui, c'est le moment où la fleur apparaît. Sortant de son bourgeon ou d'un enchevêtrement de feuilles, elle offre ses fragiles pétales au soleil. L'énergie-lumière les colore et les nuance. Puis viennent les arômes et les fragrances. Toutes les fleurs sont formées d'une enveloppe externe, le calice, d'une corolle avec ses pétales, et d'éléments centraux, le pistil et les étamines. « Il apparaît une étamine lorsque les organes, que nous avons vus précédemment s'étaler sous forme de pétales, se resserrent et se concentrent en même temps qu'ils s'affirment, écrivait Goethe[1]. Un pétale véritable, peu transformé, se rétrécit et se replie à son extrémité, et l'on voit apparaître une anthère, le

reste de la feuille jouant le rôle de filet. » L'anthère est la partie supérieure de l'étamine des plantes à fleurs, dans laquelle se forment les grains de pollen. A maturité, l'anthère s'ouvre et laisse ceux-ci s'échapper.

C'est donc bien la fleur qui, sur un plan purement physique, permet à la plante d'élargir son champ d'influence. D'abord, celle-ci ne croît plus mais s'élargit dès l'apparition de la fleur. Ensuite, le vent et les insectes dispersent son pollen parfois très loin. Et enfin, c'est bien la fleur qui par son aspect, son parfum, sa forme, ses couleurs donne une nouvelle « personnalité » à la plante.

Ces diverses transformations ressemblent à un langage auquel répondent les insectes, la nature environnante et... nous, les humains. Comme si, en s'adressant à nos sens, la fleur faisait vibrer une part de nous-mêmes, sensible au beau, au tendre, au doux, au fragile, mais aussi au subtil... Edward Bach n'hésitait pas à dire que la dimension de l'esprit intègre le végétal au moment de la floraison. La fleur évoque alors l'âme humaine, avec sa vie intérieure s'ouvrant sur le monde extérieur. Jolie métaphore qui montre une qualité d'âme s'exprimant dans les fleurs. On comprend alors pourquoi il utilisa les fleurs et créa les premiers élixirs floraux.

L'âme des plantes

Toutes les recherches scientifiques entreprises sur les plantes ont montré que les végétaux sont habités par une forme de vie. Ils réagissent aux sons, à la lumière et même, parfois, aux événements environnants. Certaines recherches, notamment avec le procédé de la photographie Kirlian, ont montré une réaction des végétaux face à la pensée et aux

émotions, humaines et animales. Ce qui laisse penser que l'homme pourrait établir une certaine forme de communication avec le végétal.
Les végétaux réagissent à leur environnement, parfois même violemment. Ce qui ne signifie pas que les plantes disposent d'une vie psychique, même complètement différente de la nôtre. Les végétaux s'inscrivent dans un ensemble organique vivant, la terre. Chaque plante est un élément, une cellule ou un atome de cet immense organisme. Chacune participe à la vie de la planète et s'en nourrit. L'homme, quant à lui, est doté d'une âme trop souvent parasitée par les passions, les désirs, les fantasmes, les peurs... l'opposé du calme végétal qui est là, ici et maintenant, et qui (semble-t-il !) n'aspire pas à autre chose qu'à être ce qu'il est. Dans ce contexte, les élixirs floraux proposent de réunir les opposés, l'agitation de l'homme et la permanence de la fleur. En créant ce lien, l'âme humaine s'enrichit des forces de guérison du végétal.

Les principes de base

Pour comprendre l'action de « l'âme des fleurs », il faut admettre un certain nombre de postulats, à la suite d'Hippocrate, Paracelse, Hahnemann, et quelques autres... Edward Bach, se sentait une grande affinité d'esprit avec ces précurseurs. Aussi, fort de leurs expériences, il n'hésita pas à jeter les bases théoriques d'une conception globale de l'homme.
Suivons son raisonnement.
L'homme, et plus largement la vie, ne sont que des éléments d'un ensemble bien plus vaste. La vie n'est qu'une parcelle d'un Organisme créateur, supérieur, une Unité qui nous

englobe. Au sein de cette Unité, l'homme est à la fois individu unique et partie vitale. Ce postulat admis, il résulte que tous les hommes sont alors reliés à la Globalité, mais aussi à tous les éléments qui composent cette Globalité. Cette jonction se fait par une fréquence d'énergie commune à toute forme de vie. On peut l'appeler « puissance supérieure », « principe universel de vie », « force de vie universelle », ou tout simplement.... Dieu. Tout dans l'univers est régit par des lois, les hommes et les plantes, tout comme les étoiles et les systèmes planétaires. Tous, choses et hommes, nous possédons des potentialités qui définissent peu ou prou nos destins respectifs. En tant que partie de l'Unité créatrice, l'homme dispose d'une âme immortelle et d'une personnalité mortelle. L'âme et la personnalité sont étroitement liés par le Moi supérieur. L'âme connaît la mission, la tâche de chacun ici-bas. Par le truchement du Moi supérieur, elle transmet l'information à la personnalité.

Mais dans un premier temps, la personnalité n'a pas conscience de cette « prédestination ». Les potentialités que l'âme est chargée de faire émerger dans notre personnalité sont de l'ordre de l'idéal : douceur, force de caractère, courage, constance, joie, sagesse, persévérance... Edward Bach les appelait « vertus de notre nature plus élevée ». Or, si notre personnalité ne laisse pas émerger ces qualités idéales, nous en arrivons à développer leurs contraires : orgueil, cruauté, haine, égoïsme, ignorance, cupidité, intolérance... Tous ces défauts deviennent alors les causes réelles des maladies.

Cette hypothèse laisse apparaître une conception originale pour l'époque de la santé et de la maladie.

Dans l'idéal, quand la personnalité s'exprime en accord total avec son âme, la personne vit en parfaite harmonie, en bonne santé. Mais quand la personnalité n'est pas en accord avec son intériorité, il y a perturbation, distorsion, perte d'énergie. Ces états d'âme négatifs créent un terrain favorable pour l'installation de la maladie. La maladie physique est la dernière étape du processus, indiquant clairement que quelque chose doit changer dans le comportement et le système de pensée.

L'élixir de fleur et l'homme

En référence à ce postulat, Edward Bach déclara lors d'une conférence donnée à Southport, en 1934 : « Certaines fleurs, buissons ou arbres sauvages d'ordre supérieur, en raison de leurs vibrations élevées, ont la puissance d'élever nos propres fréquences vibratoires et d'ouvrir dans l'être humain les canaux qui acheminent les messages de notre Moi spirituel. Ils submergent notre personnalité des vertus dont nous avons besoin et chassent ainsi les défauts du caractère qui causent nos souffrances (...). Ils ne guérissent pas par l'attaque directe de la maladie, mais par le fait qu'ils inondent notre corps des belles vibrations de notre Moi supérieur qui font fondre la maladie comme neige au soleil. Il n'y a pas de guérison réelle sans modification de nos conceptions de la vie, de la paix de l'âme et du bonheur intérieur. »
On comprend alors ce qui anime la démarche du thérapeute utilisant les élixirs floraux. Les symptômes physiques n'ont plus qu'une importance très relative. En fait, ce sont les états d'âme, l'humeur du patient, qui sont porteurs d'informations. Pour autant, l'idée n'est pas de combattre ces états d'âme mais de les « submerger » par des fréquences énergétiques harmonisantes et supérieures. Alors, les états d'âme

négatifs « fondent comme neige au soleil ». Les fleurs employées pour obtenir des élixirs floraux représentent certaines qualités spirituelles, et vibrent sur une fréquence propre. Ces qualité spirituelles et ces fréquences correspondent à certaines fréquences énergétiques présentes en l'homme. Lors d'un conflit entre les intentions de l'âme et les intentions de la personnalité, il y a distorsion, perturbation de ces fréquences, et donc incohérence dans la totalité du champ énergétique de l'homme. Apparaissent alors les
« états d'âme négatifs » chers à Bach.

Pour remédier à ces perturbations, l'élixir floral prend contact avec l'âme et ses qualités, et la reconnecte avec la personnalité. Par un processus de catalyse, de résonance, l'élixir floral rétablit en des points précis le contact interrompu. Les états d'âme négatifs sont alors submergés par les qualités positives de l'âme.

1. *La Métamorphose des plantes*, Ed. Triades.

Hypothèses et questionnements scientifiques

Comme nous l'avons vu, le principe de « fonctionnement » des élixirs floraux reste difficile à rationaliser. Pour trouver des explications « scientifiques » à leur mode d'action, l'observateur est bien démuni. Mais ne désespérons pas, car les travaux actuels offrent au moins l'intérêt de matière à réflexion. La seule approche scientifiquement acceptable que nous ayons trouvée (mais peut-être en existe-t-il d'autres, ailleurs qu'en Europe !) est une thèse pour l'obtention du diplôme d'Etat de docteur en pharmacie, soutenue le 30 novembre 1994 par Mr Marc Paget, à l'université de médecine et pharmacie de Poitiers, et intitulée : « Approche pharmaceutique des élixirs floraux du docteur Bach ».

L'auteur y expose les travaux de Bach, sa logique et ses résultats. Puis, il passe en revue la matière médicale et présente les 38 remèdes dans leur forme pharmaceutique. Nouveauté : Marc Paget se demande si les élixirs floraux ont leur place au sein des « médicaments ». L'expérimentation à laquelle il s'est livré concerne la fleur d'eglantier et la fleur de chèvrefeuille. Le protocole est le suivant : décoction dans de l'eau de source, filtration, lyophilisation, dilution d'une partie du lyophilisat dans du méthanol, chauffage au bain-marie d'une partie de la dilution mère, agitation, refroidissement et nouvelle filtration.

Ensuite, Marc Paget s'est livré à une observation par « chromatographie sur couche mince » ; très schématiquement, c'est une comparaison entre le produit actif et un produit neutre, déposés côte à côte sur une petite plaque de verre, et photographiés sous une lumière ultraviolette. Lorsque le produit actif contient encore au moins une « information », apparaissent une ou plusieurs tâches fluorescentes. Les élixirs floraux sont obtenus à partir d'une ou plusieurs teintures mères « contenant des extraits de plantes, dilués au 240e ». Le chromatogramme de la solution d'églantier « présente cinq tâches significatives », et celui du chèvrefeuille « présente six tâches significatives ». « Notre analyse, résume Marc Paget, montre que ces deux décoctés de sommités fleuries fraîches contiennent des substances détectables par les techniques analytiques mises en œuvre dans la *Pharmacopée française*, X° Ed., et qu'ils pourraient faire l'objet de monographies. » En clair, Marc Paget propose que les élixirs floraux soient étudiés de près, d'abord pour les comprendre, ensuite pour les intégrer dans l'ensemble des médicaments disponibles pour le public.

Au cours de sa réflexion, Marc Paget a tenté d'assimiler les élixirs floraux aux médicaments homéopathiques, mais leur procédé de « fabrication » est différent. Il a alors essayé de les assimiler à la phytothérapie, mais seules dix plantes utilisées par Bach sont admises à la liste des plantes traditionnelles par l'administration de la santé française. Et enfin, concernant les indications thérapeutiques, le docteur Bach parlait beaucoup plus d'états, d'émotions que de troubles physiques ou psychiques. « Mais alors on peut se poser la question, termine Marc Paget : un trouble émotionnel n'est-il pas une pathologie ? Et les bénéfices attendus de ces produits se situent à la limite de la psychologie et de la psychiatrie. Faut-il répondre stricto sensu à la définition du médicament pour être produit soignant ? Il s'impose de constater que l'usage des remèdes de Bach est en constante augmentation depuis le début de ce siècle. Et la dispensation de ces remèdes par les pharmacies nous a autorisés à faire l'approche pharmaceutique. Est-ce une nouvelle thérapie qui va rester aux frontières des sciences positives ?».

Cette démonstration ne répond pas clairement à la question essentielle : comment l'information thérapeutique peut-elle passer d'une fleur à un organisme, via un support d'eau ? Nul ne le sait pour l'heure. Osons alors quelques hypothèses, certes arbitraires et subjectives, mais qui s'appuient sur de très récents travaux scientifiques concernant le domaine de la médecine vibratoire.

Commençons par le début.

On peut envisager la connaissance des plantes, d'un point de vue scientifique, de différentes manières. Plusieurs scientifiques, depuis Goethe ou Steiner, ont cherché, parfois trouvé, et souvent découvert par hasard les capacités propres aux végétaux. Au début de notre siècle, Raoul Francé, biologiste autrichien, émit l'idée que les plantes bougent leur corps. Tollé dans la communauté des naturalistes de l'époque ! Et pourtant, affirmait-il, prenons le temps de l'observation et chacun pourra voir que les végétaux se meuvent à une vitesse beaucoup plus lente que les animaux ou les humains. Notre biologiste démontra que, comme les racines s'enfoncent pour explorer le sol, les bourgeons et les brindilles décrivent des cercles précis, les feuilles et les fleurs se courbent et frissonnent, certaines variétés lancent des tentacules pour reconnaître le terrain...

Pour Raoul Francé, toute croissance se fait par une série de mouvements. Ainsi, il décrit comment un arbre semblant immobile lance des tentacules à la recherche d'un nouveau support pour ses lourdes tiges. Lorsqu'elles cherchent, celles-ci avancent en vrille en faisant un tour complet sur elles-mêmes en soixante-sept minutes. Qu'elles trouvent un support stable, et elles s'y enroulent en vingt secondes. Au bout d'une heure, elles y sont accrochées très fermement. La vrille s'enroule alors sur elle-même comme un tire-bouchon et hisse avec elle la partie de l'arbre à supporter.

Une plante grimpante à la recherche d'un tuteur rampe vers le support le plus proche. Qu'on change celui-ci de place, et la plante se dirige vers son nouvel emplacement en moins d'une heure. Peut-on envisager que la plante « voit » ce vers quoi elle se dirige ? Mieux : si le tuteur est caché derrière un obstacle, la plante se dirige infailliblement vers le support caché, évitant l'obstacle qu'elle ne peut utiliser.

Ce comportement et bien d'autres faisaient dire à Raoul Francé que la plante est capable d' « intentions ». Dans un pré, les herbes folles et les fleurs ne mènent pas une existence inerte. Elles semblent capables de percevoir et de réagir à ce qui se passe dans leur environnement, et d'y réagir avec une subtilité dépassant de loin les possibilités du genre humain. « La drosère ou gobe-mouche, rapportent P. Tomkins et C. Biard[1], s'emparera de sa proie avec une précision infaillible (...). Certaines plantes parasites peuvent reconnaître leurs victimes à la moindre trace de leur odeur et surmonter tous les obstacles pour ramper dans leur direction .(...) L'acacia, dont l'organisation est très perfectionnée, emploie certaines fourmis pour se protéger d'autres insectes et mammifères herbivores, et les récompense par du nectar... »

Est-ce par hasard si les plantes prennent des formes particulières qui s'adaptent aux mœurs des insectes qui les fécondent ? N'est-ce qu'un réflexe ou une coïncidence si l'orchidée *Trichoceros parviflorus* a des pétales qui imitent la femelle d'une variété de mouche avec une telle précision que le mâle tente de s'accoupler avec eux, fécondant la fleur de cette manière ?

Les plantes sont même sensibles à l'orientation et aux événements à venir. Les pionniers du Far-West découvrirent dans les plaines du Mississipi un tournesol, le *Silphium laciniatum*, dont les feuilles indiquent avec précision les quatre points cardinaux. Les botanistes de Kew Gardens, à Londres, découvrirent un jour que l'*Arbrus precatorius* est tellement sensible à toutes manifestations électriques et magnétiques, qu'on pouvait l'utiliser pour les prévisions météorologiques, et prédire les cyclones, ouragans, tornades, tremblements de terre et éruptions volcaniques. Les fleurs alpines ont une notion si précise des saisons qu'elles savent quand se frayer sans danger un chemin à travers les dernières neiges, en produisant de la châleur pour les faire fondre.

Il y aurait bien d'autres spécificités et ingéniosités à relever en la matière. Autant d'exemples qui permettent d'affirmer que les végétaux possèdent des moyens de « communication » que nos cinq sens ne perçoivent pas... pas encore. Si Edward Bach avait connu ces observations (et peut-être en connaissait-il quelques-unes !), il se serait certainement senti confirmé dans sa démarche.

Ce comportement des végétaux appelle immédiatement la

question de la conscience : comment un lierre qui « cherche » un tuteur contre un mur le trouve-t-il par un comportement quasi « intelligent » ? Raisonnement ? Imagination ? Ingéniosité ?... Autant de suppositions liées à une vision humaine du processus. Les scientifiques évoquent le concept global de « programmation génétique ». Peut-être. Peut-être pas !

Cette idée de programmation génétique, largement appliquée à l'homme comme aux végétaux ou aux animaux, n'explique pas l'ensemble des comportements et de l'évolution. Loin s'en faut. « Au-dessus du programme génétique, écrivent le professeur Régis Dutheil et Brigitte Dutheil[2], il doit y avoir un système autoformateur et intégrateur, contenant en somme la vision holistique de l'organisme. Le programme génétique ne serait alors qu'un mécanisme secondaire. Certes, un codage analogue au codage informatique existerait, mais il ne serait que la conséquence de ce système intégrateur et holistique encore inconnu. » Autrement dit, ce principe auto-intégrateur serait le programmateur caché derrière le programme génétique, à l'image d'un programme informatique. La science actuelle ne confondrait-elle pas le programme et le programmateur ? Pour tenter une explication plausible, il faut s'attarder sur divers travaux scientifiques.

Au premier abord, une plante, comme un homme ou un animal, a une forme. Et dans le cas de l'humain et de l'animal, il y a même une forme de pensée. D'où viennent ces formes ? Comment apparaissent-elles ? Ce processus s'appelle la « morphogénèse ». L'explication conventionnelle évoque l'hérédité, l'héritage de gènes chimiques. Un scientifique anglais, Rupert Sheldrake, spécialiste de la biochimie et de la biologie cellulaire, a particulièrement étudié le problème

du développement des plantes. Il n'est pas tout à fait convaincu.
Pour comprendre sa théorie, commençons par un exemple. Dans un bouquet de fleurs posé sur la table du salon, on trouve du mimosa, une rose, de l'asparagus et quelques marguerites. Toutes ces fleurs ont des formes diverses. Si l'on fait brûler ce bouquet, les fleurs se transforment en fumée, en énergie, en cendres... Partant du principe général que rien ne se perd, tout se transforme, les composants moléculaires des fleurs vont vivre leur vie ailleurs et participer à la constitution d'autres objets. Pourtant, un élément a disparu totalement : la forme des fleurs. Où est partie la forme ? Et qu'est-ce qui faisait que toute cette matière était organisée en forme de mimosa ou de rose ? D'où venait cette information ? A-t-elle disparu ou est-elle partie vers un ailleurs inconnu ? Mystère !
Pour Ruppert Sherldrake[3], il existerait, hors du temps et de l'espace, des « champs » de vie où résonnent formes et comportements de tous les organismes, passés et présents, d'une même espèce. On peut imaginer ces « champs » à l'image des champs électriques ou des champs électromagnétiques que nous connaissons relativement bien. Donc, ces champs organisateurs seraient dotés d'une sorte de mémoire innée. Scheldrake émet l'hypothèse, qu'il appelle « causalité formative », d'une mémoire collective. Toutes les formes : physiques, biologiques, psychologiques... imprimeraient de leur forme particulière ces champs, appelés « champs morphiques ». Ceux-ci, en retour, renverraient les informations sur les formes déjà imprimées au cours du temps. Par exemple, une pivoine éclot et prend forme de pivoine parce que sur le « champ » des pivoines, des milliards de pivoines précédentes ont « imprimé » leurs formes, leurs spécificités, leurs couleurs, leurs arômes de pivoines. La pivoine d'au-

jourd'hui bénéficie de l'ensemble des informations léguées par toutes les pivoines qui ont poussé sur Terre.
Cette théorie des « champs morphiques » s'applique aussi à la forme du corps humain ou à la forme d'un discours. On voit alors l'implication qu'il pourrait y avoir à répéter toujours les mêmes mots, à évoquer des idées de guerre ou de paix. Cette théorie, si elle se confirmait, pourrait éclairer la prière, les mantra ou les images de violence diffusées par les télévisions sous un jour nouveau. Mais elle permettrait aussi d'expliquer nombre de « hasards » ou d' « idées en l'air ».
« L'hypothèse des champs morphiques nous semble extrêmement importante, reprennent Régis et Brigitte Dutheil, car (...) elle permet une explication rationnelle du renouvellement des cellules, plus exactement elle explique pourquoi les cellules se recomposent toujours de la même manière, pourquoi il y a une invariance des formes. » Edward Bach ne se serait certainement pas choqué de cette théorie, lui qui écrivait que « la guérison se situe au-delà des choses matérielles et des lois. Elle est d'origine divine et n'est donc pas liée à quelqu'une de nos conventions ni à des normes ordinaires. Aussi devons-nous élever nos idéaux, nos pensées et nos buts à la hauteur de ces dimensions glorieuses et nobles qui nous ont été enseignées et révélées par les grands maîtres. »
Les élixirs floraux, porteurs de « messages » aux formes particulières, seraient-ils en résonance avec un champ morphique ?
Pour que ces « messages » soient perçus par le corps vivant, il faut bien que celui-ci poste en lui-même des « récepteurs ». Lesquels ?
Il existe autour de chaque être vivant un champ électrique entourant le corps. Ce champ électrique varie au cours du temps, en réponse à un ensemble de facteurs internes ou pro-

venant de l'environnement. « Or, reprennent Régis et Brigitte Dutheil, (...) si un champ électrique varie, il s'y trouve associé *ipso facto* un champ magnétique. Ce champ est donc en réalité un champ électromagnétique qui peut se propager à la vitesse de la lumière. » Harold Saxon Burr, professeur d'anatomie à l'université de Yale, poursuivant ses travaux de 1930 à 1972, avec des physiciens et des biologistes, nomma ce champ « champ vital » ou « champ L. ». Il le décrivit comme un champ « en partie déterminé par les composants physicochimiques de l'organisme et déterminant partiellement le comportement et l'orientation de ceux-ci ». Quand on étudie plus profondément le champ L., on remarque qu'il pourrait bien être la somme des courants produits par les différentes parties du corps comme le cœur, les muscles, le cerveau ou les viscères, ajoutés aux différentes émissions d'énergie provoquées par les réactions enzymatiques du corps. « Cependant, relèvent Régis et Brigitte Dutheil, cette interprétation rationnelle se heurte à un fait très étrange : le champ électrique de Burr existe dès l'ovulation et on enregistre même ce champ sur l'ovule non fécondé. Il s'agirait donc d'un champ primordial (...) (qui) répond assez bien à la définition de champ morphique de Sherldrake, et à l'idée qu'il existe quelque part un champ originel, qui est reproduit par résonance morphique et aboutit à des formes particulières, propres à chaque espèce animale, végétale ou humaine. »
Faisons une halte et reprenons notre souffle.
Nous avons donc dit : des plantes qui montrent des capacités quasi « intelligentes », des formes et des comportements qui se reproduiraient grâce à une sorte de « mémoire » cosmique, et tout dernièrement, un champ électromagnétique qui entoure les organismes vivants. Peut-on envisager audacieusement que le comportement des organismes vivants, plantes et

fleurs y compris, puisse être dicté par la « mémoire » cosmique et capté grâce au rayonnement électromagnétique ? Peut-être... Ce qui apparaît sur les photos des désormais célèbres époux Kirlian, appelé « effet Kirlian », ne serait donc pas l'aura des êtres ou des plantes, mais plus banalement leur champ électromagnétique. Toutefois, cet « effet Kirlian », flamboiement de lumières et de couleurs s'étendant à une certaine distance des contours de l'objet « électrophotographié », possède une propriété intéressante. Prenons l'électrophotographie d'une feuille entière. Puis, coupons une partie de la feuille, et prenons immédiatement un premier cliché de la feuille maintenant mutilée. Quelques minutes après, prenons un deuxième cliché. Quelques minutes après, un troisième... Grâce à ces différentes photos, nous nous apercevons que sur les premières photos, et de manière dégressive, une image de la partie coupée persiste sous forme de « fantôme », dessinant ainsi les contours complets de la feuille. « Cela incline à penser ce que nous avons déjà dit du corps électrique, constatent Régis et Brigitte Dutheil : il existe une sorte de matrice énergétique chez tous les êtres vivants, qui a la même forme que l'organisme vivant bien qu'étant indépendante de lui. »

Pour tenter une synthèse, on pourrait poser comme principe qu'il existerait, en plus du champ L. de Burr, une structure, très mal connue pour l'heure, imbriquée à la structure biologique classique. C'est cette « addition » énergétique que Régis et Brigitte Dutheil appellent « corps électrique ». De plus, il semble qu'à l'intérieur même du corps, dans les tissus et par l'intermédiaire des protéines en particulier, tout spécialement dans les tissus nerveux, il existe un système transitorisé qui serait capable d'envoyer et de recevoir des signaux, des informations venues du champ L. De Burr, donc de l'extérieur. Ne serait-ce pas là les « récepteurs » que nous évoquions plus avant, et qui recevraient les messages des fleurs ? Peut-être.

Puisqu'on ne peut aller plus loin sur ce plan, essayons d'utiliser ces données pour envisager un autre angle à notre réflexion. Intéressons-nous à la maladie.

Actuellement, la médecine considère la maladie comme une perturbation moléculaire locale. Or, toute activité cellulaire ou de tissus se traduit par des manifestations électriques. Par exemple, la moindre activité du cortex est électrique. « L'étude du champ électromagnétique de Burr, expliquent Régis et Brigitte Dutheil, montre à l'évidence que tout désordre pathologique, c'est-à-dire visible au niveau moléculaire, est précédé — souvent très longtemps à l'avance — d'une modification du corps électrique. » Ce qui tendrait à démontrer qu'après la médecine moléculaire que nous connaissons aujourd'hui, devrait naître et se développer une médecine agissant sur le coprs électrique. Dans cette hypothèse de travail, on voit bien que les interactions constantes entre le corps et les champs morphiques pourraient bien transiter par le corps électrique. L'étape suivante de la médecine serait donc de pouvoir agir sur les « ondes » qui transporteraient l'information, autant dans le sens corps/champs morphiques qu'en retour.

Pour nous recentrer sur les élixirs floraux, imaginons. Imaginons que tout ce qui vient d'être relaté soit vrai. On peut donc poser que la fleur reçoit l'information énergétique qui la concerne venant de son champ morphique « personnel », par le biais de son corps électrique. Lors de la macération dans l'eau pure, la fleur transmet cette information. Les molécules d'eau deviennent alors support de cette information. On peut penser qu'au tout début du processus, des molécules organiques ont pu se dissoudre dans l'eau. Mais qu'en est-il après les dilutions successives nécessaires pour obtenir un élixir ? A un moment, il n'y a plus de trace d'une présence tangible. Or, l'élixir de fleur reste actif. Comment l'information qui se trouvait dans la fleur/matière perdure-t-elle ? La solution se trouve peut-être dans l'eau. Et surtout dans ses capacités extraordinaires dont nous ne connaissons qu'une partie. A ce moment de notre parcours, il semble incontournable de parler de l'eau et de ses possibilités.

Née à l'ère précambrienne, il y a environ trois milliards quatre cents millions d'années, l'eau serait apparue en parallèle avec le feu, la terre et l'air. Un atome d'oxygène et deux atomes d'hydrogène (H2O) constituent son état civil. C'est un ensemble stable dans sa structure. En revanche, elle est fantaisiste dans son comportement. Sous forme de liquide, de glace ou de vapeur, son incompressibilité, sa densité et sa chaleur spécifiques sont très variables. Il arrive même à l'eau de passer de l'état solide à l'état de vapeur, sans étape par l'état liquide. Incolore, elle devient bleue dès qu'elle prend quelque profondeur. L'intimité de son identité nous reste encore inconnue, nous ne disposons pas d'image définitive de sa structure et les recherches sur ce sujet aboutissent bien souvent à des résultats déconcertants et contradictoires. Et enfin, elle est le constituant essentiel à l'existence : sans eau, pas de vie.

Une fleur qui a macéré dans cet étrange liquide lui transmet ses principes intimes, comme en un acte d'amour et de confiance. L'eau reçoit ce don et le garde... fort longtemps, semble-t-il. Même lorsque le premier bain a été dilué de nombreuses fois dans d'autres bains, l'eau définitive retient encore les données du principe actif de départ. Comme si elle faisait preuve de... mémoire !

Inimaginable, impossible, incroyable. Telles furent les réactions lorsque, en 1987, l'immunologiste français, Jacques Benveniste publia un article démontrant que, dans certaines conditions, l'eau manifestait ce qu'il serait convenu d'appeler une « mémoire ».

Sa réflexion était la suivante :

Pour déclencher le processus qui se manifeste lors des piqûres d'abeilles, prenons un anticorps courant, l'IgE (immunoglobuline de type E). Mettons-le en contact avec des basophiles, des globules blancs du sang. Lorsqu'on est allergique aux piqûres d'abeilles, au contact du venin pénétré dans l'organisme, l'anticorps IgE se mobilise. Il déclenche alors des réactions en chaîne de la cellule. Celle-ci stimule alors le processus de réaction allergique, pendant que le basophile libère à son tour une substance chimique, l'histamine, responsable des symptômes d'allergie. Résultat : rougeurs, démangeaisons, œdème...

Pour répéter l'expérimentation de Jacques Benvéniste, suivez le guide. Prenez du sérum humain riche en globules blancs et en anticorps IgE. Puis, mélangez-le avec une solution contenant un anticorps anti-IgE, qui représente le venin d'abeille. La rencontre de l'IgE et de l'anti-IgE produit normalement la libération d'histamine, comme si vous souffriez d'allergie.

Maintenant, diluez dix fois la solution contenant l'anti-IgE et dynamisez. Ensuite, mélangez-la à nouveau au sérum, et vous obtiendrez la même réaction. Continuez vos dilutions et vos dynamisations, et vous constaterez toujours une réaction. La dernière solution testée par Jacques Benveniste contenait 10 parts d'anticorps pour 120 parts d'eau. Or, en toute « logique », la solution ne devait plus être chimiquement active depuis bien longtemps, l'eau ne contenant plus une seule molécule d'anticorps. Et pourtant... elle l'était toujours ! Jacques Benveniste reprit son expérimentation soixante dix fois, demanda à cinq équipes de par le monde de refaire les essais. Toutes aboutirent au même résultat. Même si « l'affaire » n'est pas close, et avant que d'autres travaux ne viennent confirmer ou infirmer l'hypothèse que l'eau montre un phénomène qui ressemble à s'y méprendre à de la « mémoire », il faut se rendre à l'évidence et accepter le fait. Nous le faisons d'autant plus volontiers que cette approche démontrerait alors qu'une eau dans laquelle aurait macéré une fleur serait effectivement chargée de principes actifs, même après plusieurs dilutions.

Mais force est alors de constater que cette approche ne correspond pas à notre « réalité objective ». Et nous voilà obligés de nous demander ce qu'est le réel. Angoisse et vertige ! Le réel, c'est ce qui se voit, ce qui se touche, qui nous entoure et se manifeste à nous. Le réel s'assimile alors presque exclusivement à la matière, et au « moi » de chacun d'entre nous. Le réel, c'est le rapport qui existe entre ce « moi » et le manifesté. « La réalité, suggèrent Régis et Brigitte Dutheil[4], serait un ensemble d'objets matériels qui apparaissent à la conscience comme séparés et distincts, présentant un certain nombre de caractéristiques (résistance à la pénétration, forme, couleur...). Ces caractéristiques, qui constituent l'identité de l'objet, ne sont perçues et analysées que par l'intermédiaire des organes sensoriels. » Le réel suppose donc une continuité dans le temps, dans les sensations et un consensus des êtres humains sur sa nature et ses critères, établis essentiellement sur l'analyse de nos courtes sensations d'humains. Ce qui ne prouve rien ! Et surtout pas que ce que nous percevons comme le réel est la vérité.

Nous voilà peu avancés en certitudes. En revanche, que de

questions. Et si les plantes et les fleurs étaient dotées d'une forme de « conscience » ? Peut-être. Et si l'âme humaine dont parle Edward Bach était les champs morphiques de Sheldrake ? Peut-être. Et si le caractère d'une personnalité avait à voir avec le champ L. de Burr ? Peut-être. Et si le message des fleurs se trouvait effectivement transporté par l'eau ? Peut-être. Et si l'Esprit, le Souffle primordial, le Principe de Vie, ce que certains nomment Dieu, s'amusait bien de nous voir patauger dans la raison raisonnante au lieu de recevoir simplement Ses cadeaux ? Peut-être...

Quoi qu'il en soit, nos observations diverses et variées laissent à penser que notre monde est bien plus vaste que nous ne l'appréhendons. Nous ne sommes que des êtres certes de « lumière » mais ô combien limités, nos perceptions et notre sens de l'évaluation peuvent se trouver perturbés par une brindille de mystère... Difficile dans ces conditions de se cacher derrière un jugement arbitraire sur telle ou telle médecine, sur tel ou tel chercheur, sur telle ou telle projection théorique. C'est vrai que nous ne disposons d'aucune preuve. Mais, comme le demande l'astrophysicien américain Carl Sagan : « L'absence de preuve est-elle la preuve de l'absence ? » ...

1. *La Vie secrète des plantes*, Ed. Pocket.

2. *La Médecine superlumineuse*, Ed. Sand.

R. Dutheil est professeur de physique et de biophysique.

B. Dutheil est issue de l'Ecole normale supérieure et professeur de lettres classiques.

3. *La Mémoire de l'univers*, Ed. du Rocher.

4. *L'Homme superlumineux*, R. Dutheil B. Dutheil, Ed. Sand.

GUIDE D'UTILISATION

Préparation et mode d'utilisation des élixirs floraux

Préparation des élixirs de base

Les élixirs floraux sont préparés à partir de fleurs qui ont macéré dans de l'eau pure. Le processus dure jusqu'à ce que la fleur soit flétrie. L'idéal consiste à cueillir les fleurs durant la période de leur floraison maximale, au petit matin, à les déposer immédiatement dans de petits récipients transparents, pleins d'eau pure, et à laisser le soleil accomplir son œuvre alchimique durant trois ou quatre heures. Rappelons-nous que le principe des élixirs floraux est très subtil, et un protocole précis doit être respecté. Il faut donc que les fleurs donnent leurs humeurs sur le lieu de leur croissance. Comme nous l'avons vu, l'expérimentateur influence son expérience. Il importe alors que le préparateur soit dans un état d'esprit d'ouverture et, d'une certaine manière, de « recueillement », ici et maintenant, sans désirs ni tensions. Le moment est important. Pour que les fleurs donnent le meilleur d'elles-mêmes, il faut être conscient des interrelations qui se jouent entre les différentes énergies de la plante, du sol, de la lumière du soleil, de l'eau et du préparateur.

Après la macération, on recueille l'eau. Celle-ci est filtrée et placée dans un flacon à moitié rempli d'alcool (brandy ou cognac) pour fixer la solution. Le flacon est ensuite agité quelques minutes afin de créer un phénomène de dynamisation, comme en homéopathie. Il est à noter que la dynamisation homéopathique permet au médicament d'exprimer sa propriété thérapeutique, alors que pour les élixirs de fleurs, cette opération crée le lien homme-plante, conscience humaine-conscience de la fleur.

Une fois terminé ce processus, on dispose de l'élixir-mère concentré.

L'élixir floral est produit à partir de l'élixir mère après une première dilution qui s'obtient de la manière suivante : dans un flacon contenant 30 ml répartis en 1/3 de brandy ou de cognac et 2/3 d'eau pure, on ajoute sept gouttes de l'élixir mère. Puis, pour dynamiser le mélange, on agite le flacon durant trente secondes environ. La préparation obtenue s'appelle « première dilution ». Par commodité, nous l'appelons « élixir pur ». C'est celle que tout un chacun peut se procurer en pharmacie ou magasin diététique.

Pour obtenir un élixir de seconde dilution, on mélange 6 ou 7 gouttes de la première dilution dans un flacon de 30 ml, contenant 1/4 de cognac ou de brandy, et 3/4 d'eau pure.

L'utilisation des élixirs floraux en première ou seconde dilution est ensuite affaire de choix. La plupart des médecins et thérapeutes préfèrent utiliser la première dilution, plus rapidement efficace.

L'utilisation classique des élixirs floraux

— L'élixir pur est présenté généralement dans une petite fiole de verre, pourvue d'un bouchon compte-gouttes.

— Mettez alors dans un verre de l'eau pure, plate, peu minéralisée et non chlorée, et versez-y une à deux gouttes du remède pur. Ensuite, quatre fois durant la journée, loin des repas, prenez une cuillère à café de cette eau chargée d'élixir floral dilué.— Si vous désirez préparer votre remède pour plusieurs jours, prenez un flacon avec un bouchon compte-gouttes. Remplissez-le d'eau pure, plate, peu minéralisée et non chlorée, et ajoutez-y une goutte de l'élixir floral pur pour 10 ml d'eau. Ensuite, prenez quatre gouttes de ce mélange d'élixir floral dilué, toujours quatre fois par jour, et toujours en dehors des repas ou de la digestion. Ce procédé permet de glisser les gouttes directement sous la langue, où on les gardera quelques minutes.

— En cas de crise, on peut accélérer les prises et donner l'élixir dilué, toujours à la même dose de quatre gouttes, toutes les dix à trente minutes, jusqu'à ce que l'état se soit amélioré.

— Il est possible aussi de composer un complexe de plusieurs élixirs de fleurs. Toutefois, il est conseillé de ne pas mélanger plus de cinq ou six élixirs. En ce qui concerne ces complexes d'élixirs floraux, les Elixiflors déjà préparés ont été spécialement étudiés pour l'action synergique de leurs composants.

— A l'instar de l'homéopathie, il est conseillé de prendre les élixirs loin des repas et surtout loin de l'ingestion de menthe (on suppose que c'est en raison de la puissance de son arôme), du café, d'alcool, etc...

Les autres utilisations

— Parallèlement à l'ingestion, on peut utiliser les élixirs de fleurs en compresses. Dans ce cas, prévoyez six gouttes du remède dilué dans un demi-litre d'eau.
— Pour un bain, comptez cinq gouttes du remède pur. L'eau est un excellent conducteur électromagnétique et favorise, de ce fait, une bonne diffusion de remèdes vibratoires qui sont de même nature. Ainsi, en prenant un bain, nous mettons nos corps subtils directement en contact avec les remèdes vibratoires, ce qui facilite et renforce leur action.
— Pour masser une partie plus précise du corps, commencez par chauffer la zone concernée avec une serviette chaude. Puis frottez-vous les mains pour les chauffer, déposez une dizaine de gouttes de l'élixir sur la peau et massez doucement pendant quelques minutes. Vous pouvez affiner cette pratique en déposant, pour onction, quelques gouttes d'élixir sur un des sept centres énergétiques majeurs que la tradition indienne nomme « çakra » (chakras) ; mais cette pratique, toutefois, requiert une bonne connaissance des élixirs floraux et des centres et corps subtils. Plus simplement, une onction pratiquée sur la colonne vertébrale, la plante des pieds ou la paume des mains vous harmonisera pleinement.
— Enfin, puisque l'élixir floral est un remède vibratoire, il peut être intéressant de garder le flacon sur vous ou de le déposer sur votre table de nuit, à une vingtaine de centimètres de votre tête, durant la nuit. De même, pour renforcer l'action du remède, votre participation consciente aux transformations qu'il opère en vous est un plus indéniable. Vous pouvez, à chaque prise, avoir une pensée dirigée vers les qualités qu'il vous procure comme une manière de vous y ouvrir volontairement.

Vous pouvez aussi y associer visualisations et méditation autant sur les vertus que sur la ou les fleurs concernées, cela dans le cadre d'un travail d'alchimie intérieure.

Durée d'utilisation

La tradition propose de prendre les élixirs floraux durant un cycle de 4 semaines, 4 fois par jour. Les durées d'utilisation, fréquence de prise et quantité de gouttes à chaque prise varient d'un utilisateur à l'autre. Certains thérapeutes font appel à des méthodes de test, depuis la radiesthésie (le pendule) jusqu'à la kinésiologie (la réponse musculaire est plus ou moins forte chez la personne testée, selon que le remède lui est ou non adapté) en passant par des appareils plus sophistiqués comme le vollmètre ou le système Mora et par l'écoute des variations du pouls lorsque le remède est approché de la personne à tester.

A l'opposé, d'autres thérapeutes préconisent une totale liberté quant à la fréquence de prise, durée d'utilisation… estimant important de laisser un « dialogue subtil » s'établir entre la fleur et le patient. Dans le cadre d'un usage familial, cette dernière pratique présente l'avantage d'une grande souplesse et répond au principe selon lequel les élixirs floraux sont auto-adaptables et ne présentent aucun danger pour celui qui les utilise.

Néanmoins, l'utilisation la plus fréquente se fait donc à raison de 4 gouttes 4 fois par jour.

On retrouve là la durée du cycle émotionnel de l'homme. Après cette période, des transformations sont apparues, plus ou moins vite. Mais en disparaissant, les blocages émotionnels laissent éventuellement place à d'autres difficultés,

ancrées depuis plus longtemps et qui n'avaient pas l'opportunité d'émerger.
L'élixir floral s'adresse aux niveaux de plus en plus profonds de notre psychisme, de notre personnalité, traitant strate après strate afin d'atteindre le cœur de l'âme.

La conservation

Si vous préparez vous-même vos élixirs floraux, prévoyez de les stocker en flacons opaques ou de couleur sombre, dans une pièce sombre, à 16/18° environ, à l'abri de toutes les pollutions. N'oubliez pas que ce sont des produits chargés en énergie. Evitez de les placer aux côtés d'autres énergies qui feraient des interférences comme un compteur électrique.

Conseils généraux

Les élixirs de fleurs agissent sur un niveau de présence qualitatif, pas quantitatif. Si au cours d'une manipulation, vous versez une ou deux gouttes supplémentaires, ce n'est pas grave. Les indications sont données à titre d'exemple. Cela dit, augmenter exagérément les doses ne servirait à rien. Ce serait du gâchis.
Si, dès le début du traitement, vous constatez une aggravation des symptômes, sachez que vous avez trouvé le bon remède. En effet, comme dans de nombreuses médecines douces, cette légère aggravation ne dure que quelques heures. Elle est le signe que le remède, avant d'agir pleinement, favorise une élimination salutaire. Cela dit, ce signe peut très bien ne pas apparaître. Tout dépend de la personne,

de son état général, de l'antériorité du trouble... Les élixirs floraux peuvent être d'un grand secours pour atténuer ou faire disparaître des symptômes physiques. Toutefois, dans la mesure où ils agissent, la plupart du temps, au niveau de l'anatomie subtile avant d'induire des transformations sur le plan physique, il importera, notamment en situation aïgue, d'avoir recours aux conseils d'un thérapeute.

Quel élixir choisir ?

Choisir pour soi

A la première lecture des caractéristiques thérapeutiques des élixirs floraux, on se sent dépassé par la richesse que l'on découvre. L'ensemble des possibles est très vaste. Chacun d'entre nous a vécu ou vit un grand nombre des états d'âme ou des situations exposées. Si l'on n'y prend garde, on sélectionnerait volontiers quinze ou vingt élixirs immédiatement. Cet excès ne serait pas dangereux pour la santé puisque les élixirs floraux ne sont pas toxiques. Mais il ne servirait à rien, car l'ensemble des informations énergétiques alors délivré serait brouillé par la multiplicité des messages.
Evidemment, la meilleure manière pour aborder les élixirs floraux c'est encore de consulter un médecin ou thérapeute qui en prescrit. Sa formation, son expérience sont irremplaçables. Mais vous pouvez aussi cheminer seul. Alors, pour

trouver le bon élixir, il vous faudra pratiquer un travail d'introspection très simple. Avec honnêteté envers nous-mêmes, regardez-vous, fouillez-vous l'âme, apprenez-vous le mieux possible, connaissez-vous par cœur.

Posez-vous les questions existentielles classiques : quelles sont mes vraies qualités ? Quels sont mes vrais défauts ? De quelle manière mon éducation, mon milieu social, mon environnement humain m'ont-ils façonné ? Qui suis-je vraiment ? Qu'ai-je fait de ma vie ? Qu'est-ce que j'en attends ? Qu'est-ce que je veux vivre ? Qu'est-ce que je ne veux plus vivre ? Que suis-je prêt à perdre en changeant tel ou tel trait de ma personnalité ? ...

La colère, la jalousie, la haine, mais aussi l'abattement, l'immobilisme ou les blocages ne sont pas « naturels », innés. Ils sont le résultat d'un événement de vie particulier, d'un moment de l'enfance, d'habitudes malsaines, de mots trop souvent entendus et inconsciemment répétés...

Ce moment d'introspection n'est pas très difficile mais important car, au fur et à mesure qu'on trouve les réponses, les traits de caractère à améliorer apparaissent clairement et se sélectionnent d'eux-mêmes. Ce ne sont d'ailleurs pas toujours ceux auxquels on aurait pu penser de prime abord. Ce retour sur soi, sur ses propres ténèbres intérieures et ses propres trésors enfouis, offre une rencontre avec soi-même. Les élixirs floraux deviennent alors des catalyseurs d'évolution qui, bien utilisés, permettent de grandir.

Vous constaterez, plus ou moins rapidement, une forme de détente, de « libération », d'effacement de la difficulté pour laquelle vous prenez l'élixir floral. Rien de spectaculaire, mais une vraie évolution en profondeur. Et un matin, en vous levant, il vous apparaîtra comme évident que, en vous, un ou plusieurs nœuds se sont défaits.

Un homme d'affaires, très occupé, vivait en plus des soucis familiaux. Souffrant d'une sinusite chronique depuis plusieurs années, il fut soulagé par les élixirs de fleurs de chêne, pour soutenir ses efforts, de pomme sauvage pour drainer son organisme et de charme pour dynamiser force et vitalité.
Une mère de famille avait beaucoup de mal à supporter ses deux enfants en bas âge et très turbulents. Elle s'en voulait de son impatience et de son irritabilité envers ses enfants qu'elle aimait pourtant. Elle en vint à faire de graves insomnies par culpabilité, se voyant comme une mauvaise mère. Elle fit le point sur son état et ce qui motivait ses insomnies. Elle prit des élixirs floraux de pin sylvestre pour la culpabilité, et d'impatience pour l'irritabilité et l'impatience. Un mois plus tard, elle constatait qu'elle avait à nouveau acquis des qualités de patience. De plus, elle comprit que ses enfants avaient besoin d'exercice, et les inscrit dans un club de sport.
Un jeune homme en avait assez de rater son permis de conduire et de se rendre malade à chaque examen qu'il devait présenter. Il a choisi le composé n° 16 d'Elixiflor, en prévention, pour aider à passer les moments de stress intense. Cela ne l'a pas dispensé de travailler ses cours et son code de la route, mais aujourd'hui il a son permis et continue ses études beaucoup plus calmement.

Choisir pour les autres

Choisir un élixir floral pour quelqu'un d'autre (enfant, compagnon, ami...) engage une responsabilité. Il est important d'être clair avec soi-même. Voici quelques suggestions :
— Avant toute recherche pour « l'autre », calmez vos états

d'âme. Ne commencez votre réflexion qu'après vous être centré sur votre intériorité.

— La bonne recherche ne se fait pas intellectuellement, mais sur le plan du ressenti. Laissez l'autre vous parler de lui et de ses difficultés, écoutez-le sans le juger, évacuez vos propres désirs et votre rationalité. Dans ses mots se trouve la bonne information.

— Pas d'autorité, de préjugés, d'idées préconçues.

— Le principe des élixirs floraux est d'amener l'autre à se guérir. Aidez-le à reconnaître son état ou sa maladie et à l'accepter. Alors, il lui sera plus facile de prendre en conscience la responsabilité d'opérer une modification, une transformation de ses schémas personnels.

— Pour aider l'autre à devenir actif, donnez-lui toutes les informations dont vous disposez sur les principes d'action des élixirs floraux, leur différence avec les médicaments plus habituels, leur action sur la psychologie, la patience dont il faut faire preuve, la philosophie qui les entoure...

— La bonne recherche se fait en parlant et en posant des questions, sur tous les sujets : la vie en général, les désirs, les frustrations, la famille, les problèmes personnels, l'activité professionnelle, les déceptions amoureuses, les jeux préférés, les sports pratiqués...

— Observez le comportement : l'autre est-il nerveux, impatient, abattu, lent, hésitant, convaincant, autoritaire, doux... Bref, imprégnez-vous de son émanation, de sa personnalité, et sentez ce que son âme essaie de lui dire, derrière la brume de ses difficultés.

Comme l'écrit le poète : « Au lieu de voir que les roses ont des épines, voyez que les épines ont des roses, » cultivez vos qualités et invitez vos proches à en faire autant pour eux-même et leur entourage. Cette attitude est préférable à celle

qui donne force aux défauts, à la dysharmonie en se fixant dessus trop souvent.
Il importe, bien-entendu, de découvrir nos limitations pour élargir progressivement nos horizons mais il est tout aussi important de ne pas tomber dans le piège qu'elles nous tendent : ne voir plus qu'elles, en nous comme en l'autre.

Choisir pour les enfants

Les enfants réagissent mieux et plus vite que les adultes aux élixirs floraux. Leurs comportements sont moins figés par les certitudes et l'ego, et ils n'opposent pas de résistance mentale, ni de raison raisonnante. Ils ne font que peu d'objection, leur désir étant surtout de retrouver rapidement la santé et l'harmonie.
Dès la naissance, on peut penser à rajouter quelques gouttes d'élixir floral pour calmer l'angoisse de la nuit. Plus tard, on peut agir sur la difficulté de séparation ou la peur du noir dans la chambre. Toutes les phases de l'évolution relèvent d'un ou plusieurs élixirs floraux : les première séparations à la crèche, les premières dents, les premiers pas, l'apprentissage du pot, les premiers conflits avec les frères et sœurs ou les petits copains, l'entrée en maternelle, les différentes acquisitions... (pour plus d'informations voir l'index).
A partir de sept ou huit ans, vous pouvez laisser l'enfant opérer sa propre sélection d'élixirs floraux. Il tombe très souvent juste. Que votre intervention soit discrète. Vous constaterez par ailleurs qu'il vous rappellera régulièrement que c'est l'heure de prendre ses gouttes ou son Elixiflor. Pour la posologie, on peut réduire un peu les doses et les prises, surtout pour les bébés et les jeunes enfants. Les quelques gouttes ou

la capsule d'Elixiflor quotidiennes les aideront à traverser les premières vicissitudes de la vie sans traumatismes ultérieurs. A titre indicatif, suivent quelques élixirs qui répondent bien à certaines situations de vie exposées très schématiquement (voir aussi le terme « Enfant » dand le «Répertoire des indications»). Cet éclairage doit être corrigé par ce que vous savez de la personnalité de l'enfant :

— **A la naissance :**

Etoile de Bethléem pour atténuer le choc de la naissance,

— **Naissance difficile :**

Tilleul si l'enfant est éloigné de sa mère à la naissance,
Eglantier quand l'enfant est né faible ou malade,
Arnica si l'enfant a souffert physiquement de la naissance,
Brunelle (quel que soit l'âge) en cas de convalescence,

— **Bébé :**

Noyer pour l'adaptation à l'environnement,
Etoile de Bethléem pour calmer le stress provoqué par les bruits étranges et le mouvement autour de lui.

— **Première dent :**

Pomme sauvage pour purifier,
Impatiens pour l'impatience et l'irritabilité,
Noyer pour aider la transition.

— **Colères :**

Impatiente et Houx.

— **Timidité :**

Chicorée, Mauve, Muscade, Mélèze.

— **Peurs** (d'être abandonné, du noir, des autres, des animaux...) :

Muscade, Tremble, Mimulus pour les peurs quotidiennes dont la cause est connue.
Millepertuis pour la peur d'aller dormir et la peur du noir.

— **Sensibilité, vulnérabilité :**

Achillée blanche ou rose.

— **Enfant brutal :**

Hêtre, Houx, Vigne.

— **Enfant hyperactif :**

Verveine.

— **Enfant apathique** :

Clématite.

— **Enfant émotif :**

Camomille.

— **Enfant dépendant, possessif :**

Chicorée.

— **La maternelle et l'école :**

Noyer, Chèvrefeuille, Muscade, Olive pour les premiers pas à l'école.

— **Etudes :**

Bouton d'or pour la confiance en soi,

Mélèze pour le trac des examens,

Lavande, Capucine, Valériane pour les gros travailleurs fatigués par les efforts intellectuels,

Gentiane pour atténuer les premiers doutes sur ses propres capacités,

Camomille, Achillée, Marronnier blanc pour aider la concentration,

Clématite pour les rêveurs,

Bourgeons de Marronnier pour ceux qui répètent les mêmes erreurs,

Impatiente pour les rebelles qui ne supportent pas les contraintes,

Citronnier pour clarifier le mental des émotifs,

Cosmos pour les timides,

Menthe poivrée pour lutter contre la paresse mentale,

Myosotis pour la mémoire, ...

Encore une fois, cette approche n'est qu'indicative et doit être replacée dans le contexte quotidien de l'enfant, son environnement familial, affectif, social, événementiel, voire géographique ou historique.

Répertoire des élixirs floraux

Dans ce répertoire, 170 élixirs floraux sont présentés. Les plus anciens, ceux qui offrent le plus de recul, sont les 38 remèdes découverts par le Dr Bach (la mention « F.B » , suivie de leur dénomination anglaise, permet de les repérer) et le 39e, le remède d'urgence présenté en fin de chapitre.
En ce qui concerne les autres élixirs, le recul varie de 20 ans pour les plus anciens à 10 ans pour les plus récents. Certains sont utilisés fréquemment, sur une échelle internationale, d'autres font l'objet d'une utilisation plus réduite mais tous disposent d'indéniables facultés d'harmonisation. Ce sont les traits caractéristiques de ces facultés, les états et les situations auxquelles elles correspondent, les principales transformations qu'elles peuvent occasionner, qui sont répertoriées ici pour chaque élixir.

ABRICOT ***(Prunus armeniaca)***

Signes de dysharmonie : Anxiété.

Eveil de potentialités : Elimination des cristallisations émotionnelles sources de stress et d'inflammations physiques ; facilite le travail des organes d'élimination.

ACHILLÉE BLANCHE OU ROSE ***(Achillea millefolium)***

Signes de dysharmonie : Sensibilité extrême se manifestant notamment sous forme d'allergies, de désordres du système immunitaire.

Eveil de potentialités : Dynamise, consolide l'énergie, renforce la personne notamment vis-à-vis des perturbations émotionnelles de son entourage (rose). Est aussi très efficace pour lutter contre les pollutions environnementales (notamment contre la radioactivité ambiante et les effets des expositions prolongées aux écrans d'ordinateurs, téléviseurs...) (blanche).

AIGREMOINE ***(Agrimonia eupatoria)***
(F.B : Agrimony)

Signes de dysharmonie : Insouciance et gaieté apparentes pour cacher un profond mal être.

Eveil de potentialités : Aide à retrouver la bonne humeur, l'humour et la paix intérieure et à vivre la réalité telle qu'elle est.

AIL SAUVAGE ***(Allium sativum)***

Signes de dysharmonie : Peurs nerveuses, anxiétés, « boule » au plexus solaire, insécurités d'origine inconsciente qui paralysent la volonté et entraînent une baisse de vitalité.

Eveil de potentialités : Elimine l'anxiété, apporte un sentiment de sécurité, dynamise l'organisme. Permet d'assumer et d'éliminer graduellement les colères rentrées et peurs cachées. Tonifie le foie et chasse les parasites ; très efficace contre les insectes, en ingestion ou en vaporisation.

AJONC (*Ulex europaeus)*

(F.B : Gorse)

Signes de dysharmonie : Abandon de tout espoir de guérison ; fatalisme.

Eveil de potentialités : Permet d'accepter les difficultés et les épreuves comme des sources d'évolution, renforce l'optimisme.

ALOE VERA *(Aloe vera)*

Signes de dysharmonie : Effondrement de la vitalité et de l'enthousiasme pouvant ouvrir la porte à de nombreuses maladies, notamment de la peau ; cette chute est souvent liée à un travail long et réalisé avec une ardeur excessive.

Eveil de potentialités : Associe la tempérance à l'enthousiasme et relance la vitalité générale.

AMANDIER *(Prunus amygdalus)*

Signes de dysharmonie : Refus de vieillir, troubles de la croissance, problèmes constants ou répétés qu'on ne parvient pas à résoudre.

Eveil de potentialités : Permet de vivre le vieillissement comme un processus de maturation au contraire d'un processus de dégradation en développant le sentiment d'une plus grande sagesse de l'âme. Conduit à la résolution de problèmes tels que des peurs par la prise de conscience de leur origine. Utile à l'enfant en pleine croissance ; élixir de vitalité et de joie de vivre.

AMARANTE ***(Amarantus hypochondriacus)***

Signes de dysharmonie : Déséquilibres psychiques, rêves perturbants, maladresse, désorientation, troubles du système immunitaire.

Eveil de potentialités : Développe l'attention, la clarté d'esprit, renforce le système immunitaire ; aide à combattre les attaques bactériennes et virales ; favorise l'assimilation des protéines.

ANETH ***(Anethum graveolens)***

Signes de dysharmonie : Tensions de la vie urbaine, rythme de vie trop intense, excès de stimulations extérieures.

Eveil de potentialités : Favorise la vigilance, la clarté mentale ; facilite l'assimilation des expériences en même temps que celle de la plupart des substances nutritives.

ANGELIQUE ***(Angelica archangelica)***

Signes de dysharmonie : Troubles psychiques tels que désorientation, dédoublement de la personalité, manque prononcé de confiance en soi, sensation d'isolement ou sensation d'hostilité de l'environnement. Impression de se perdre, de ne plus se maîtriser. Choc, ou situation où la vie est en danger.

Eveil de potentialités : Permet de « retrouver ses esprits », ou en d'autres termes, de se recentrer et de retrouver la maîtrise de soi. Il permet aussi de prendre conscience de l'origine de ses problèmes ; il n'offre pas, pour autant, de solution mais permet d'y voir plus clair et d'y gagner en sérénité. C'est, en outre, un excellent fortifiant du système nerveux et il favorise la pratique de la méditation. L'influence des plans supérieurs de l'être sur la personnalité est plus prononcée et l'équilibre qui s'installe est en général solide. Conseillé dans les situations d'urgence où il transmet ses vertus de réconfort et de paix ; il permet une transition plus douce et plus sereine de la vie vers la mort. Il est alors préconisé autant pour l'accompagnant que pour le mourant.

ARMOISE *(Artemisia douglasiana)*

Signes de dysharmonie : Frustrations, paranoïa.
Eveil de potentialités : Régénère le cerveau. Intensifie les perceptions subtiles, « la vie de l'âme ». Stimule la fertilité.

ARNICA *(Arnica montana)*

Eveil de potentialités : Répare les dommages causés par un traumatisme ou un choc et les perturbations énergétiques qui font suite. Certains chocs ont des répercussions quasi immédiates sur le plan physique, d'autres peuvent en avoir sur tous les plans des mois voire des années plus tard. L'arnica permet alors de rétablir les connexions entre les différents plans de l'être et le moi profond.

AUBEPINE *(Crataegus oxyacantha)*

Signes de dysharmonie : Stress lié aux problèmes relationnels, choc émotionnel, souffrance à la suite d'une séparation ou d'un décès.
Eveil de potentialités : Apaise le stress, facilite le détachement émotionnel et peut permettre d'en éviter les répercussions sur le plan physique.

AVOCAT *(Persea americana)*

Eveil de potentialités : Purifie les humeurs (sang, lymphe) et active les organes d'élimination (notamment reins et foie) ; réduit les sautes d'humeur (sur le plan émotionnel) et permet de faire barrage à la transmission d'idées et de sentiments négatifs notamment lors d'une thérapie par le toucher (massage, réflexologie, manipulation) ou d'un échange de caresses.

BANANE *(Musa paradisiaca)*

Eveil de potentialités : Elixir influant particulièrement sur le physique. Aide au renforcement de la structure osseuse et à l'assimilation de minéraux tels que le calcium et le phosphore. A utiliser en bains de bouche pour tonifier la mâchoire et les dents (3 gtes/verre d'eau, 2 fois / j.). Contribue à réguler le taux de sucre dans le sang. Harmonise l'homme dans sa relation à la femme particulièrement sur le plan de la sexualité.

BASILIC *(Occimum basilicum)*

Signes de dysharmonie : Conflits émotionnels liés à la sexualité. Rétablit les liens entre énergie sexuelle, sentiments et quête du soi profond animant plus ou moins consciemment tout individu.

BETOINE *(Stachys officinalis)*

Signes de dysharmonie : Sexualité trop prédominante.

Eveil de potentialités : Apaise les conflits en apportant sérénité et modération. Aide les individus vivant un célibat ou une abstinence prolongée à assumer harmonieusement cette situation.

BISTORTE *(Polygonum bistorta)*

Eveil de potentialités : Recentrage et ancrage lorsqu'on ne parvient plus à trouver sa place sur terre et dans la vie.

BLACK EYED SUSAN ***(Rudbeckia hirta)***

Signes de dysharmonie : Peur de fouiller dans ses propres « marécages » ; refoulement du subconscient.

Eveil de potentialités : Apporte force, courage et lucidité pour faire émerger l'ensemble des expériences, pensées, sentiments vécus partiellement ou refoulés qui affleurent et perturbent la conscience au quotidien. Cet élixir est une aide pour toute recherche sincère d'évolution personnelle et spirituelle. Il est conseillé de l'utiliser conjointement à un ou plusieurs élixirs harmonisants (Richard Katz recommande la brunelle ; d'autres tels que le houx, le coquelicot de Californie, le lotus, la lavande... trouvent leur place ici).

BOTTELBRUSH ***(Callistemum viminalis)***

Eveil de potentialités : Renforce et assouplit les tissus musculaires. Conseillé aux sportifs mais aussi aux personnes anxieuses, sujettes à des spasmes et tremblements.

BOURGEONS DE MARRONNIER ***(Aesculus hippocastanum)***
(F.B : Chestnut bud)

Signes de dysharmonie : Incapacité à tirer leçon des expériences de la vie.

Eveil de potentialités : « Réveille l'individu », le ramène au présent et lui donne une bonne dynamique d'observation et de bonnes capacités d'adaptation. Lui donne, par ailleurs, le goût de profiter pleinement de l'expérience en cours avant de passer à la suivante.

BOURRACHE ***(Borago officinalis)***

Signes de dysharmonie : Découragement, dépression, chagrin face aux épreuves.

Eveil de potentialités : Soulage le cœur quand on se sent écrasé par les difficultés de la vie. Apporte courage, confiance, force vitale psychique et physique.

BOUTON D'OR *(Ranunculus acris)*

Signes de dysharmonie : Doutes sur sa propre valeur, mal-être, mauvaise image de soi, timidité excessive.
Eveil de potentialités : Redonne des qualités de confiance et d'estime de soi.

BRUNELLE *(Prunella vulgaris)*

Eveil de potentialités : Dynamise et optimise les capacités d'auto-guérison. Aide à retrouver la confiance et une motivation profonde, à adopter une attitude positive face aux événements de la vie. Dynamise le corps énergétique et apporte une aide précieuse lors de jeûnes et autres cures de nettoyage de l'organisme.
En application externe, il redonne fraîcheur et vitalité.

BRUYERE FAUSSE *(Calluna vulgaris)*
(F.B : Heater)

Signes de dysharmonie : Egoïsme, égocentrisme, ne pense et ne parle que de lui. « Le petit enfant dépendant » (qui peut être un adulte) accaparant toute l'attention comme pour se rassurer de son existence.
Eveil de potentialités : Apporte détente, calme intérieur. Permet l'ouverture du cœur et de l'esprit aux problèmes des autres.

BUIS *(Buxus sempervirens)*

Signes de dysharmonie : Difficultés à faire valoir ses propres désirs, au sein du couple mais aussi en groupe.

Eveil de potentialités : Libère l'individu de l'emprise des autres non en la combattant mais en lui permettant de manifester pleinement son identité par plus de confiance, de courage et de persévérance dans la poursuite de son propre chemin.

CAFE *(Coffea arabica)*

Signes de dysharmonie : Excès de caféine. Epuisement du système nerveux orthosympathique, indécision. La présence de caféine dans le corps représente une des entraves principales à l'efficacité des remèdes vibratoires.
Eveil de potentialités : L'élixir floral de café pris de 3 semaines à 3 mois selon le degré d'intoxication permet d'y remédier. De plus, il tonifie et équilibre les capacités réactionnelles et restaure l'état des « batteries » du système nerveux. Enfin, il contribue à des prises de décision claires et rapides.

CALENDULA *(Calendula officinalis)*

Signes de dysharmonie : Ecoute superficielle, communication verbale difficile.
Eveil de potentialités : Développe la sensibilité, la réceptivité, l'écoute du cœur, affine la perception de ce qui est dit à travers les mots ou exprimé par le langage non verbal. Elixir d'harmonisation des relations sociales et sentimentales.

CALIFORNIA PITCHER PLANT *(Darlingtonia californica)*

Eveil de potentialités : Elixir principalement utilisé pour la maîtrise des pulsions animales en l'homme et leur « humanisation » progressive.

CAMOMILLE ***(Matricaria recutita)***

Signes de dysharmonie : Nervosité, tensions émotionnelles, instabilité, humeur changeante, insomnies.

Eveil de potentialités : Apporte calme, tranquillité, sérénité, apaisement. « C'est une panacée universelle pour réduire les tensions du système nerveux » (Gurudas). Aide précieuse pour la méditation et pour l'intégration d'informations théoriques.

CAPUCINE ***(Tropaeolum majus)***

Signes de dysharmonie : Léthargie d'origine psychique souvent liée à une prédominance des activités intellectuelles ; le mental se « dessèche » à trop fonctionner, le monde est progressivement vu à travers un regard terni et la vitalité s'en trouve atteinte.

Eveil de potentialités : La capucine redonne vigueur et couleur et reconnecte à la terre. Elle améliore la vue quand celle-ci a été détériorée par un épuisement nerveux.

CAROTTE SAUVAGE ***(Daucus carota)***

Eveil de potentialités : Améliore l'état des yeux quel que soit le problème rencontré. Réfrène l'hyperactivité mentale et transforme la teneur des pensées par l'introduction de considérations plus élevées. C'est un excellent tonique pour la colonne vertébrale et il peut être utilisé en applications externes de même qu'on peut l'utiliser en compresses et bains oculaires à raison de 7 gtes pour 1/2 l d'eau purifiée ou dans une bouteille de sérum physiologique.

CAROUBE ***(Ceratonia siliqua)***

Eveil de potentialités : Permet d'harmoniser le travail de groupe, de le rendre plus efficient et d'en élever le niveau. Si possible, proposer à chacun des membres du groupe d'en prendre.

CAYENNE ***(Capsicum annuum)***

Signes de dysharmonie : Immobilisme, inertie, situation figée, indécision ou difficulté à franchir le seuil de la nouvelle vie choisie.

Eveil de potentialités : Apporte enthousiasme, motivation, volonté. Réveille « la flamme intérieure » et permet d'avancer avec joie. Fluidifie l'énergie vitale.

CENTAUREE ***(Centaurium umbellatum)***
(F. B : Centaury)

Signes de dysharmonie : Peur de s'affirmer, peu de volonté, servilité et influençabilité.

Eveil de potentialités : Renforce l'individualité et contribue à bâtir une personnalité basée sur celle-ci, en accord avec la volonté profonde. Donne la force de vivre en société et d'y trouver sa juste place.

CERISIER ***(Prunus avium)***

Eveil de potentialités : Transforme le regard de ceux qui ne voient que le côté négatif de la vie en un regard plus optimiste et joyeux.

CHAPARRAL ***(Chaparo amargosa)***

Signes de dysharmonie : Insomnies, sommeil perturbé mais sans souvenir des rêves, nervosité, troubles de mémoire.

Eveil de potentialités : Permet un assainissement du subconscient par une prise de connaissance des informations qu'il tente de transmettre, par leur gestion et par l'intégration des éléments d'évolution dont elles sont porteuses. Elixir de grande qualité pour une détoxination générale.

CHARME ***(Carpinus betulus)***
(F.B : Hornbeam)

Signes de dysharmonie : Fatigue surtout psychique, lassitude, manque d'entrain, routine excessive.

Eveil de potentialités : Redonne motivation et enthousiasme en offrant soit un nouveau regard, plus joyeux, sur sa vie, soit l'envie de bâtir de nouveaux projets, de rechercher ses propres sources d'harmonie et de s'y investir. Tout cela réveille l'énergie et confère une plus grande dynamique générale. Nette amélioration par le mouvement et l'action.

CHATAIGNER ***(Castanea sativa)***
(F.B : Sweet Chesnut)

Signes de sysharmonie : Pour les moments d'angoisse extrême, de désespoir intense, quand on ne voit plus aucune issue heureuse à ce que l'on vit.

Eveil de potentialités : Réveille l'étincelle de l'espoir toujours existante tant que la vie est là. Eveille au sens de l'expérience vécue et aux potentialités d'évolution dont elle est porteuse. « Au plus noir du noir il y a la lumière. »

CHELIDOINE ***(Chelidonium majus)***

Eveil de potentialités : Facilite la communication, l'échange verbal, l'expression en public. Conseillé aux personnes qui assimilent mal les informations et qui écoutent avec peu d'attention. « Remède exceptionnel pour les chanteurs et les conférenciers » (Gurudas). Harmonise les échanges sexuels (prendre quelques gouttes avant).

CHENE *(Quercus robur)*

(F.B : Oak)

Signes de dysharmonie : « Fort comme un chêne », le pilier sur lequel tout le monde sait pouvoir se reposer et qui accepte souvent de porter le fardeau des autres. Travailleur infatigable (en apparence) qui finit par ployer sous la surcharge de travail et de sollicitations mais en se refusant à le montrer ; pour lui, la vie est d'abord un effort permanent et les moments de détente et de loisirs sont du temps perdu.

Eveil de potentialités : Apporte un équilibre entre ces différents plans et relance l'énergie.

CHEVREFEUILLE *(Lonicera caprifollium)*

(F.B : Honeysuckle)

Signes de dysharmonie : Nostalgie, regrets, vit dans le passé, incapacité à apprécier le quotidien toujours mis en comparaison avec un passé idéalisé. Incapacité, par ailleurs, à investir correctement son corps, ce qui peut entraîner des troubles divers dont une circulation défectueuse, de la frilosité, une paresse digestive, un ralentissement des fonctions de nettoyage...

Eveil de potentialités : Permet de trouver la joie de vivre au présent et d'envisager l'avenir sereinement ; le passé n'est plus envisagé avec nostalgie mais comme source d'enthousiasme pour aller de l'avant.

CHICOREE *(Chicorium intibus)*

(F.B : Chicory)

Signes de dysharmonie : Possessif, égoïste, têtu, volonté permanente d'accaparer l'attention par tous les moyens possibles. Parfois, cela se fait plus subtilement et, sous des dehors d'écoute, de respect, voire d'altruisme, il y a l'observation de l'autre et la recherche des possibilités pour se mettre au premier plan, pour faire parler de soi. Grande difficulté à pardonner ; sentiments négatifs persistants ; ego trop fort.

CITRONNIER *(Citrus limon)*

Signes de dysharmonie : Pensées confuses, hyper-intellectualisme, manque d'humour, tensions musculaires.

Eveil de potentialités : Clarifie les pensées, revigore les fonctions intellectuelles desséchées par un excès d'utilisation ou par une utilisation anarchique. « Aère » le mental. Conseillé aux étudiants en période d'examen. Décontracte les muscles et purifie lymphe et peau. Excellent pour éliminer la plaque dentaire et fortifier l'émail des dents (bains de bouche, 2 fois/j. à raison de 3 gtes/verre, au moins 3 semaines).

CLEMATITE *(Clematis vitalba)*

(F. B : Clematis)

Signes de dysharmonie : Pour les rêveurs, les inattentifs, pour ceux qui n'ont pas les pieds sur terre, qui manquent de concentration, de vitalité et du désir de participer vraiment à leur vie. A l'instar du personnage Chèvrefeuille, ils n'habitent pas vraiment leur corps, se cognent souvent, sont parfois négligés mais par rêverie bien plus que par nostalgie.

Eveil de potentialités : Développe l'intérêt pour le présent et la réalité de la vie dans laquelle l'imagination devient créatrice.

Cloches d' Irlande ***(Mallucella laevis)***

Eveil de potentialités : Régénère tous les tissus du corps et fluidifie la circulation énergétique. Augmente la fertilité masculine et féminine. Favorise l'assimilation de toutes les substances nutritives. Soulage les stress intenses et les tensions qui les accompagnent.

Cœur de Marie ***(Dicentra spectabilis)***

Eveil de potentialités : Harmonise les affaires de cœur, les peines liées à une séparation ou à la perte d'un être cher. Il intervient, par ailleurs, favorablement dans les troubles cardio-vasculaires... du cœur physique au cœur sentiment, le chemin est parfois très court. Enfin, il renforce les talents artistiques des musiciens.

Cognassier ***(Cydonia oblonga)***

Signes de dysharmonie : Recommandé aux femmes partagées entre l'envie de pouvoir, de force dans leur vie active et le besoin d'aimer, de materner dans leur vie affective.

Eveil de potentialités : Renforce les qualités féminines de l'être et peut donc être conseillé à tout individu mû par une volonté excessive de pouvoir. Apporte une aide précieuse aux femmes élevant seules leur(s) enfant(s).

Consoude ***(Symphitum officinale)***

Eveil de potentialités : Puissant régénérant du système nerveux, quelle qu'en soit l'atteinte. Permet d'utiliser des parties dormantes du cerveau. Harmonise les deux hémisphères. Renforce et assouplit la structure musculaire, soulage la colonne vertébrale (applications externes recommandées). Favorable pour préparer un examen.

Coquelicot de Californie ***(Eschscholzia californica)***

Signes de dysharmonie : Eveil maladroit à la source intérieure. Croyance excessive voire fascination pour les aspects extérieurs de cet éveil au détriment d'une véritable harmonie intérieure.

Eveil de potentialités : Participe à la purification psychique générale. Favorise l'éveil des potentialités et reconnecte aux qualités de la nature environnante.

Cornouiller ***(Cornus nutalii)***

Eveil de potentialités : Restaure douceur et fluidité lorsque la vie est jalonnée de traumatismes ayant engendré un durcissement de la personnalité. Aide les individus sujets à de multiples accidents.

Cosmos ***(Cosmos bipinatus)***

Signes de dysharmonie : Timidité, introversion, hésitations dans le discours.

Eveil de potentialités : Harmonise la relation entre le mental et l'expression verbale et permet de s'exprimer avec sang-froid et clarté. Amplificateur à utiliser avec d'autres remèdes.

Coton ***(Gossypium arboreum)***

Signes de dysharmonie : Indiqué aux individus qui ont du mal à entreprendre une démarche spirituelle car ils se refusent à un quelconque dogmatisme religieux.

Eveil de potentialités : Contribue au développement d'une relation intime avec l'essence spirituelle plutôt qu'avec ses simples apparences extérieures. Il favorise une meilleure assimilation des énergies environnantes.

COURGETTE *(Cucurbita pepo)*

Signes de dysharmonie : Déséquilibre émotionnel, tensions physiques notamment lorsque les potentialités créatrices ont été étouffées par un milieu social et culturel pesant. Ce refoulement, cette mise entre parenthèses concerne particulièrement les femmes.

Eveil de potentialités : Ce remède excelle dans l'accompagnement de la grossesse, faisant de celle-ci un moment privilégié de créativité. De même, il stimule la fertilité et intervient favorablement dans le traitement des maladies sexuelles servant parfois de soupape à ce refoulement plus ou moins conscient.

DAUPHINELLE *(Delphiinium depauperatum)*

Eveil de potentialités : Pour savoir diriger avec charisme et gaieté. Il permet de trouver le juste milieu entre soumission et glorification de soi ; confère générosité, altruisme, joie et enthousiasme à l'exercice de l'autorité.

DEER BRUSH *(Ceanothus integerrimus)*

Eveil de potentialités : Confère clarté et pureté d'intention par une croissante conscience de ses véritables motivations intérieures. Il favorise aussi des relations plus franches et plus sincères avec autrui. La vie intérieure et les manifestations extérieures retrouvent une harmonie.

EAU DE ROCHE

(F.B : Rock Water)

Il s'agit d'eau pure issue de sources naturelles protégées.

Signes de dysharmonie : Ascétisme, rigorisme excessif envers soi-même. On se refuse tout plaisir concernant les besoins vitaux, on choisira volontiers le régime le plus strict ou les exercices les plus difficiles. Volonté de croissance excessive et fausse route quant à cette croissance : on mise tout sur les moyens extérieurs de sa réalisation sans place pour la sensation intérieure de bien-être et de paix qu'elle est censée procurer. Ne se mêle pas des affaires des autres.

Eveil de potentialités : Aide à intégrer en priorité la recherche de sensations d'harmonie intérieure au service de laquelle des moyens extérieurs sont à mettre en œuvre. Apporte souplesse d'esprit, paix du cœur et joie de vivre avec les autres.

ECHINACEE *(Echinacca purpurea)*

Signes de dysharmonie : A utiliser face à de nombreuses maladies de l'âme et du corps physique, particulièrement lorsque l'individu est menacé par une déchéance physique ou émotionnelle. Situations perturbées qui font suite à de sévères traumatismes lorsque ceux-ci atteignent la dignité du Moi (actes de violence, crimes, avillissement affectif ou sexuel, aliénation sociale).

Eveil de potentialités : Intégrité de la personne, stimulation et éveil du Moi profond. Aide à conserver une perception globale et équilibrée du Soi, en particulier dans les périodes de stress extrême. Conseillé à ceux qui se sentent brisés par un traumatisme ou une agression.

EGLANTIER ***(Rosa canina)***

(F.B : Wild Rose)

Signes de dysharmonie : Apathie, morosité, lassitude, résignation. La « vie minimum » est présente dans cette personne qui semble être sur terre contre son gré et, en tout cas, sans le moindre enthousiasme. Tout lui apparaît comme négatif et rien ne motive vraiment un investissement de sa part. Elle subit en attendant...

Eveil de potentialités : Reconnecte avec cette notion essentielle : « Notre vie est le fruit de ce que l'on en fait. » Plonge l'individu au cœur des potentialités qu'elle offre et motive chez lui un nouveau désir de s'investir dans la vie.

EPICEA *(Picea abies)*

Signes de dysharmonie : Rigidité, austérité, froideur. Utile en accompagnement de radio et chimiothérapies et d'un programme de désintoxication.

Eveil de potentialités : Assouplit le regard porté sur le monde et permet d'allier force et ouverture d'esprit.

EPILOBE *(Epilobium angustifolium)*

Eveil de potentialités : Elixir de régénération et de purification. Il permet de se libérer des tensions générées par l'incapacité à lâcher des attitudes et comportements induits par des valeurs erronées ou dépassées. Ces tensions peuvent aussi être secondaires à des événements traumatisants ou destructeurs. L'élixir permet de franchir un grand pas en avant vers une nouvelle manière d'être, une nouvelle forme d'existence de la même manière que la plante « purifie et renouvelle la structure du sol, lui permettant d'attirer une nouvelle vie végétale » (P. Deroide).

ERABLE *(Acer saccharum)*

Eveil de potentialités : « C'est de l'acupuncture liquide » (Gurudas) en ce sens qu'il agit sur l'ensemble des méridiens du corps et harmonise les polarités yin/yang (féminin/masculin) des individus. De plus, il réalise une grande empathie entre le praticien et son patient. La circulation énergétique se trouve améliorée et il peut être avantageusement utilisé en externe.

ETOILE DE BETHLEEM ***(Ornithogallum ombellatum)***
(F.B : Star of Bethleem)

Signes de dysharmonie : Choc et suites de choc physique ou psychique, récent ou ancien.

Eveil de potentialités : « Le grand réconfortant » ; rappelle la chaleur nourricière et libère des stress qui se sont engrammés parce que trop forts pour être correctement gérés quand ils se sont présentés (jusqu'au traumatisme de la naissance, l'un des plus forts et qui fait de l'étoile de Bethléem un harmonisant universel). Ne pas oublier que de nombreux troubles physiques peuvent être la résultante de traumas très anciens dont l'élimination peut donner des résultats étonnants.

EUPHRAISE ***(Euphrasia officinalis)***

Eveil de potentialités : Remplace l'attention superficielle, limitée aux aspects extérieurs, par un regard et une écoute plus attentifs, plus intuitifs et subtils de son interlocuteur. Elixir notamment recommandé aux thérapeutes pour percevoir au-delà des apparences.

FIGUIER ***(Ficus carica)***

Eveil de potentialités : Un des élixirs les plus puissants pour libérer des peurs enfouies dans le subconscient ; cette libération génère une grande clarté mentale et un contrôle croissant de soi. En élargissant ce concept, il favorise aussi la créativité de l'individu. Il est d'une aide précieuse pour ceux qui égarent régulièrement des objets.

FOLLE AVOINE *(Bromus ramosus)*

(F.B : Wild Oat)

Signes de dysharmonie : Indécision, découragement, insatisfaction, incapacité à trouver sa voie malgré de grandes capacités. Les possibilités sont multiples mais la personnalité est en but aux fluctuations de son environnement social, souvent bien en dessous de son potentiel, faute d'être fixée sur ses motivations profondes.

Eveil de potentialités : L'éclairage qu'apporte l'élixir de folle avoine sur celles-ci doit être renforcé par un minimum d'intériorisation. Il invite à se poser de vraies questions concernant les grandes orientations de sa vie et les grandes valeurs de la vie en général ; il donne, de surcroît, la force et l'enthousiasme nécessaires à leur accomplissement.

FUSCHIA *(Fuschia hybrida)*

Signes de dysharmonie : Répression émotionnelle liée à l'éducation et aux critères socioculturels du milieu dans lequel on vit. Cela engendre des manifestations psychosomatiques nombreuses et une émotivité ou une exubérance marquées en guise d'exutoire.

Eveil de potentialités : Permet une libération de ces refoulements et ouvre à un regard nouveau fait de critères plus en accords avec la conscience de l'individu.

GAILLET *(Gallium verum)*

Eveil de potentialités : Réconcilie avec l'image du père et avec la masculinité et les principes qui y sont associés (force, autorité, action...), permet une vision plus claire des projets importants (études, carrière professionnelle...).

GENET ***(Cystisus scoparius)***

Signes de dysharmonie : Pessimisme, désespoir, découragement, dépression provoquée par l'environnement personnel ou la situation mondiale.

Eveil de potentialités : Ouvre à la conscience de l'épreuve-tremplin d'évolution.

GENTIANE ***(Gentiana amarella)***

(F.B : Gentian)

Signes de dysharmonie : Le personnage dont on dit : « ne serait pas heureux s'il était heureux ». Le pessimisme, le mécontentement, la lassitude, le doute, le regard négatif sur les choses... font partie de son quotidien et sont parfaitement intégrés à sa vie. Il mentalise beaucoup et ne peut envisager d'autres approches à ses problèmes. Or, son raisonnement est complexe et le conduit rarement à des solutions nettes et tranchées et sa conclusion est qu'il savait que de toutes façons « ça ne pouvait pas aller bien ».

Eveil de potentialités : Redonne confiance, persévérance et volonté de rechercher l'aspect harmonisant présent dans toute situation de la vie.

GLYCINE ***(Wisteria sinensis)***

Eveil de potentialités : Permet une meilleure distribution de l'énergie des méridiens d'acupuncture vers les systèmes nerveux et circulatoire. Favorise l'assimilation d'une grande partie des substances nutritives. Excellent pour les masseurs, acupuncteurs et praticiens de techniques réflexes.

GOLDEN EAR DROPS ***(Dicentra chrysantha)***

Eveil de potentialités : Libère des émotions douloureuses engrammées pendant l'enfance, parfois depuis la naissance. Permet de libérer, parfois dans les pleurs, la spontanéité et la fraîcheur mises de côté par des expériences difficiles de cette période de la vie.

Gravelle annuelle *(Scleranthus anuus)*

(F.B : Scleranthus)

Signes de dysharmonie : Indécision extrême, humeur changeante, instabilité, doutes et remises en question fréquents. Ce personnage prend néanmoins ses décisions seul sans demander sans cesse l'avis aux autres mais il est difficile de s'appuyer sur lui car rien ne tient très longtemps. Ses symptômes physiques sont du même ordre, erratiques, changeants, parmi lesquels on trouve les troubles de l'équilibre, le vertige, les nausées, les écarts brusques de température, d'appétit, de poids...

Eveil de potentialités : Cet élixir stabilise les rythmes internes et les reconnecte avec les manifestations extérieures. Les prises de décisions sont franches, rapides, plus judicieuses et trouvent plus souvent un accomplissement.

Grenadier *(Punica granatum)*

Signes de dysharmonie : Conflit entre le désir d'avoir des enfants et celui de se consacrer pleinement à sa vie professionnelle. Tendance au rejet de sa féminité.

Eveil de potentialités : Harmonise tous ces aspects. Régularise les menstruations, la fertilité, protège la sphère génitale et apporte paix et créativité notamment pendant la grossesse. « C'est un philtre d'amour pour les femmes » (Gurudas), pour celles qui sont en manque de tendresse et d'affection (manque pouvant provenir de l'enfance) ou qui vivent la période de grossesse trop seules. L'élixir floral éveille la polarité féminine chez les hommes « trop masculins ».

GUEULE DE LOUP ***(Antirrhinum majus)***

Signes de dysharmonie : Difficulté à verbaliser ses sentiments ; troubles de toutes les parties en rapports avec l'expression orale (larynx, pharynx et cordes vocales, tissus et muscles du visage, mâchoires, mobilité crânienne, centres nerveux du langage...).

Eveil de potentialités : Accompagne favorablement une thérapie verbale avec, parfois, libération soudaine d'émotions. Intéresse moins les individus réservés, peu expansifs que les grands extravertis dont les excès verbaux sont un moyen d'exprimer le malaise intérieur. Contribue parfois à l'élimination des taches allergiques de la peau.

HELIANTHEME ***(Helianthemum nummularium)***

(F.B : Rock Rose)

Signes de dysharmonie : Terreur, panique liées à une situation d'urgence, à un événement traumatisant tel qu'accident, maladie dans sa phase aiguë, attentat, catastrophe... Ces stress intenses engendrent aussi bien une incapacité à réagir, une inhibition que des réactions incontrôlées comme une fuite éperdue, une crise d'hystérie...

Eveil de potentialités : Permet de transformer la peur en courage, de contrôler les réactions d'urgence si elles sont nécessaires, bref, de restaurer la lucidité indispensable à la gestion de toute situation exceptionnelle. Peut être utilisé préventivement quand on soupçonne ou que l'on connaît ce type de réaction en soi ou chez un proche. C'est un des principaux composants du remède d'urgence du Dr Bach.

HETRE *(Fagus sylvatica)*

(F.B : Beech)

Signes de dysharmonie : Intolérance, critique, jugement permanent de l'autre et de ses agissements, tendance à se croire (et à se dire) détenteur de la vérité. Grand talent pour mettre en évidence le côté négatif des choses et des gens ; s'enferme lui-même dans cette attitude sclérosante le privant de beaucoup de joies.

Eveil de potentialités : Cet élixir apporte une vision pénétrante sur l'origine et la logique évolutive des différents comportements humains, ce qui conduit à une réelle tolérance.

HIBISCUS *(Hibiscus sabdariffa)*

Signes de dysharmonie : Trouble et perte du goût de la sexualité particulièrement chez la femme.

Eveil de potentialités : Restaure la tendresse et la noblesse de la sexualité chez celles qui en ont une image ternie par des expériences douloureuses et/ou qui sont sous l'emprise de l'image négative véhiculée par certains médias ou par un milieu socioculturel pesant.

HOUBLON *(Humulus lupulus)*

Eveil de potentialités : Tonifie tous les méridiens et la circulation énergétique dans tout l'organisme. Active la croissance physique en même temps que l'évolution spirituelle. Intéressant au moment de l'adolescence.

HOUND'S TONGUE *(Cynoglossum grande)*

Eveil de potentialités : Elève les perspectives de ceux qui sont trop ancrés dans le monde matériel, prisonniers de ses contingences et émotionnellement tributaires de ses fluctuations. La conscience de ces personnes est limitée à la dimension physique, apparente, comme seule réalité de l'homme. Elargit et élève le niveau de conscience.

HOUX *(Ilex aquifollium)*

(F.B : Holly)

Signes de dysharmonie : Jalousie, suspicion, méfiance, envie, voire haine franche.

Eveil de potentialités : Pour Bach, Holly (le Houx) représente l'antidote de la haine et donc l'éveil d'un amour sincère et gratuit. Il est à proposer à tous car les sentiments négatifs ne sont pas toujours aussi tranchés que ce qui a été décrit plus haut mais nous les connaissons ou les avons tous connus à un moment ou à un autre de notre vie. Il est à la fois but et chemin de toute transformation réelle.

De plus, quand on ne sait quel(s) remède(s) choisir pour soi ou quelqu'un d'autre, Holly aide à le(s) mettre en évidence. Bach conseille Holly dans le cas de tempéraments actifs, plutôt extravertis, et Wild Oat (Folle Avoine) lorsqu'ils semblent plus faibles, passifs et réservés.

HYSOPE *(Hysopus officinalis)*

Signes de dysharmonie : Auto culpabilisation.

Eveil de potentialités : Permet de se confronter à la source de cette entrave qu'est la culpabilité à son propre égard et de pouvoir ainsi œuvrer à sa libération. Aide à reconnaître l'experience comme clé de la vie, comme finalité où seules les leçons apprises comptent en dehors de toute notion de faute ou d'échec paralysants.

La confrontation sincère avec sa propre culpabilité ira à sa dissolution et à celle de tous les troubles qui y sont liés (stress, tensions et somatisations diverses).

IMPATIENTE *(Impatiens glandulifera)*
(F.B : Impatiens)

Signes de dysharmonie : Grande tension intérieure engendrant impatience, irritabilité, intolérance, écoute partielle, colère facile et réactions de mécontentement de la part de l'entourage. Tout est à fleur de peau chez ce personnage pour lequel tout devrait être fini avant d'avoir été commencé. Il comprend et réagit très vite et a les plus grandes difficultés à s'adapter à ceux qui ne suivent pas son rythme élevé.

Eveil de potentialités : Avec cet élixir, il découvre qu'on peut prendre le temps de bien faire et que cette notion varie d'une personne à l'autre. Il évite les erreurs qu'il commettait par précipitation et se consume beaucoup moins de l'intérieur, ce qui a des répercussions rapidement favorables sur sa santé.

INDIAN PAINTBRUSH *(Castilleja miniata)*

Eveil de potentialités : Renforce vitalité, volonté et persévérance au service de toute activité créatrice.

IPOMEE *(Ipomea purpurea)*

Signes de dysharmonie : Mode de vie déséquilibré, habitudes destructrices.

Eveil de potentialités : Aide à se libérer des dépendances (alcool, café, tabac, grignotage...), renforce la vitalité, tonifie le système nerveux, régularise les rythmes de la vie, équilibre et stabilise.

IRIS *(Iris versicolor)*

Eveil de potentialités : Conseillé aux artistes de même qu'à tout individu dans l'éveil de la créativité et le renouveau de l'inspiration. Elimine les frustrations liées à un manque de créativité et fluidifie l'expression des disciplines telles que la danse ou le tai-chi-chuan.

JASMIN ***(Jasmine officinalis)***

Eveil de potentialités : Régularise le taux des mucosités dans l'organisme, libère les sinus, gorge, poumons et fluidifie les humeurs (sang, lymphe...). Favorise l'assimilation des protéines et potentialise la lutte contre les virus, microbes et bactéries. Améliore l'état du côlon.

Eveille le sens pratique et la clarté mentale en même temps que la joie de vivre.

JONQUILLE ***(Narcissus ajax)***

Eveil de potentialités : Accroît l'influence du Moi profond sur l'ensemble de l'être et accorde ainsi la personnalité à son essence intérieure. Restaure un équilibre général, permet la découverte de facultés nouvelles (qui étaient latentes) et une plus grande maîtrise de celles qu'on se connaissait déjà. Favorise les pratiques de méditation.

LAVANDE ***(Lavandula angustifolia)***

Signes de dysharmonie : Irritation nerveuse, insomnies, hypersensibilité, conflits intérieurs.

Eveil de potentialités : Rééquilibre le système nerveux, apaise le psychisme et apporte un sentiment de paix intérieure. Elle ne traite pas de problème psychique spécifique mais procure un bien-être général ; c'est un harmonisant au sens le plus large du terme. Elle peut permettre de régler des conflits relationnels persistants (toutes les personnes en conflit sont invitées à en prendre mais, si une seule le fait, il y a déjà un mieux).

LILAS ***(Syringa vulgaris)***

Eveil de potentialités : C'est un spécifique de la colonne vertébrale. Il permet d'améliorer la posture, de préparer et de favoriser tout travail de correction effectué par un chiropracteur, un étiopathe, un ostéopathe en détendant la structure musculaire et en améliorant la circulation énergétique. Ces praticiens trouveront avantage à l'utiliser aussi pour eux-mêmes puisqu'il accroît la sensibilité et la compréhension des mécanismes en jeu dans ce type d'intervention. De manière plus symbolique, il permet de redresser la tête et de se décharger de ces choses dont on a « plein le dos » en donnant des motivations nouvelles et supérieures à la vie.

LIS MARTAGON ***(Lilium martagon)***

Signes de dysharmonie : Expression faussée de la masculinité avec excès d'autoritarisme, volonté de domination, tendance au machisme, difficultés de conciliation, esprit de compétition excessif... Il ne s'agit pas de l'homme mais de la polarité masculine ce qui signifie qu'une partie de ces manifestations peut aussi se retrouver chez la femme.
Eveil de potentialités : Cet élixir harmonise la sexualité et libère des peurs qui y sont liées (chez la femme notamment). Il est d'une aide précieuse au moment de la ménopause et contribue à améliorer les troubles des organes sexuels.

LOQUAT ***(Erybotrya japonica)***

Eveil de potentialités : Remède de l'estomac et des troubles qui y sont associés. Particulièrement intéressant pour les nausées, le mal des transports et lorsque des peurs se somatisent à ce niveau (« la boule à l'estomac »).

Lotus *(Nelumbo nucifera)*

Eveil de potentialités : Elixir floral universel et amplificateur de tous les remèdes vibratoires et de phytothérapie. Il rééquilibre tous les aspects de l'être, élève le niveau de la conscience, chasse les toxines qui font barrière à l'action de ces remèdes vibratoires. Il favorise grandement les pratiques de méditation et de visualisation créatrices.

Madia *(Madia elegans)*

Eveil de potentialités : Favorise l'accomplissement des projets et activités en cours et l'application dans le détail chez les êtres qui ont tendance à faire trop de choses à la fois et trop partiellement. Favorise la concentration, le discernement des priorités et une plus grande confiance en soi. C'est aussi un des principaux harmonisants de la rate.

Mais doux *(Zea mais)*

Signes de dysharmonie : Troubles psychiques liés à la promiscuité, au poids de la vie urbaine et à une trop grande absence de contact avec les éléments naturels.

Eveil de potentialités : Il reconnecte avec ces énergies fondamentales, apportant plus d'équilibre et de sérénité ; il « pose » l'individu, lui évitant nervosité et éparpillement et harmonise les relations sociales. Il permet de s'élever au-dessus d'une situation pour l'envisager sous ses différents aspects et la gérer avec calme et efficacité. Il évite ainsi beaucoup de somatisations et renforce la vitalité et l'ensemble des capacités de défense de l'organisme. Il favorise l'élaboration de projets à long terme.

Manzanita *(Arctostaphylos viscida)*

Signes de dysharmonie : Agressivité par difficulté à

exprimer ses sentiments. Rejet plus ou moins conscient du corps et conflit entre une volonté d'ascétisme excessive et sa concrétisation « plus réaliste » ; cela peut conduire à de l'anorexie et à toutes formes de somatisations où les besoins vitaux, par les maux (mots ?) du corps, tentent de faire valoir leur existence.

Eveil de potentialités : Cet élixir conduit à une reconnaissance du corps et de l'existence terrestre comme indispensables supports de manifestation des plans supérieurs. Du rejet on passe au respect et à un entretien équilibré. Important pour les femmes enceintes vivant cet état psychique.

MARIPOSA LILY *(Calochortus leichtlinii)*

Eveil de potentialités : Grand harmonisant mère/enfant, porteur de la chaleur nourricière qui a pu faire défaut à un moment donné : enfant prématuré, séparation au moment de la naissance pour une intervention quelconque, accouchement par césarienne, handicap de naissance, allaitement impossible, conflit des parents très tôt dans l'enfance et séparation... Deux types de manifestations sont possibles : soit l'enfant réclame une attention excessive et dispose de peu d'autonomie, soit il est très distant et manifeste peu de joie de vivre. Toute personne ayant vécu des situations de ce type durant l'enfance peut avoir recours à cet élixir, même longtemps après.

MARRONNIER BLANC *(Aesculus hippocastanum)*

(F.B : White Chestnut)

Signes de dysharmonie : « Bavardage » mental incessant avec persistance de pensées importunes et inutiles car elles concernent, le plus souvent, des problèmes impossibles à régler sur le moment. Le mental a du mal à lâcher prise et semble vouloir se rassurer en ramenant sans cesse ces pensées à la conscience.

Eveil de potentialités : Avec cet élixir, on comprend enfin (et le mental l'accepte) que c'est en s'octroyant des temps de détente, de paix, en se déconnectant des soucis du quotidien que l'on parvient à trouver le discernement et la lucidité nécessaires à leur règlement. La pensée devient créatrice.

MARRONNIER ROUGE *(Aesculus carnea)*

(F.B : Red Chestnut)

Signes de dysharmonie : Peur et soucis excessifs pour les proches, inquiétude irraisonnée, grande tendance à envisager le pire et, quand il n'arrive pas, on se torture en imaginant tout ce qui aurait pu arriver.

Eveil de potentialités : On prend conscience que la pensée est créatrice et qu'il est toujours préférable d'envisager l'autre dans la meilleure situation possible. On réalise, par ailleurs, que se créer des stress et des tensions par des projections dysharmonisantes ne corrigera pas favorablement les données d'un problème s'il doit se présenter. On comprend enfin qu'on est plus utile paisible que stressé.

MAUVE *(Malva sylvestris)*

Signes de dysharmonie : Peur plus ou moins consciente de vieillir et conséquences physiques liées à une trop grande croyance en l'équation : vieillesse = dégradation.

Eveil de potentialités : Rétablit un regard plus juste sur le processus de vieillissement et permet de ne pas accorder trop d'importance aux changements d'apparence physique. L'état de santé véritable, l'enthousiasme, le tonus deviennent des considérations plus importantes et vieillissement devient synonyme de maturité. Egalement à conseiller au moment des transformations de l'adolescence.

MELEZE *(Larix decidua)*
(F.B : Larch)

Signes de dysharmonie : Manque d'assurance, de confiance en soi. Certitude de l'échec avant même d'avoir essayé, découragement par anticipation, doutes, sentiment d'infériorité.

Eveil de potentialités : Cet élixir permet d'accepter l'idée d'un échec auquel on attribue la valeur d'une expérience nouvelle, source d'évolution. Ainsi, on ose beaucoup plus et l'on se découvre de nouvelles facultés. Le réalisme grandit vis-à-vis de soi-même et de la situation en cours, et l'on gagne en enthousiasme et en vitalité.

MENTHE POIVRÉE *(Mentha piperata)*

Signes de dysharmonie : Fatigue psychique, baisse des facultés mentales, léthargie.

Eveil de potentialités : Recommandé après un excès de travail intellectuel, aussi quand la digestion monopolise beaucoup d'énergie, soit par affaiblissement de ses fonctions, soit par excès alimentaires. Relance la dynamique mentale et répartit plus harmonieusement les énergies.

MENTHE POULLIOT *(Mentha pulegium)*

Signes de dysharmonie : Influençabilité aux pensées négatives émanant de l'environnement social ou à celles dirigées contre soi, rigidité de conceptions, incapacité à prendre du repos, usage excessif de produits toxiques qui vulnérabilisent (alcool, drogues, café...).

Eveil de potentialités : Développe la clarté mentale, renforce la capacité à se protéger et à se préserver, assouplit et dynamise en même temps.

MILLEPERTUIS *(Hypericum perforatum)*

Signes de dysharmonie : Peurs de tout ordre, conscientes ou inconscientes, récentes ou anciennes, cauchemars, rêves perturbés, sensibilité émotionnelle.

Eveil de potentialités : Chez l'enfant, il permet, par exemple de traiter l'énurésie, les difficultés d'endormissement, la peur du noir... De manière plus générale, il renforce et équilibre la structure psychique et permet aux informations portées par ces peurs d'être gérées plus sereinement, conscientisées ou dissoutes parce que ne présentant plus d'intérêt pour la vie présente. Il procure une grande force intérieure en général.

MIMULUS ORANGE *(Mimulus aurantiacus)*

On le trouve aussi sous le nom de « sticky monkeyflower ».

Eveil de potentialités : Il gère principalement les peurs liées à la sexualité. Il permet d'introduire les dimensions d'amour et de tendresse dans les relations sexuelles, évitant de les limiter à un simple acte charnel. Il conduit à un éveil du sens sacré de la sexualité.

MOLENE *(Verbascum thapsus)*

Eveil de potentialités : Ouvre l'être à ses valeurs fondamentales et à celles, universelles, auxquelles elles s'accordent. Contribue à la qualité conceptuelle et à la réalisation de grands projets ; peut mobiliser l'enthousiasme d'un groupe autour d'un projet commun et lui donner la persévérance et de la clarté quant aux moyens pour le bâtir.

Mountain Pennyroyal ***(Monardella odoratissima)***

Eveil de potentialités : Renforce le mental et lui permet de sélectionner ses pensées et de ne plus subir l'influence des pensées négatives émanant de son environnement, ou celles dont il fait directement l'objet.

Mountain Pride ***(Penstemon newberryi)***

Eveil de potentialités : Force, courage et tempérance face aux défis de la vie, notamment face à des adversaires déclarés. Permet d'extraire la lumière de toute expérience sombre en apparence. Efface la tendance à fuir devant les difficultés.

Mouron rouge ***(Anagallis arvensis)***

Signes de dysharmonie : Problèmes liés à l'image du père, quelle qu'en soit la teneur, difficultés à assumer une position d'autorité, à s'affirmer, et malaise dans le rapport aux femmes. Sensibilité et besoin de s'isoler fréquemment, rêves agités fréquents et répétés.

Eveil de potentialités : Renforce et harmonise la polarité masculine et conduit à plus d'implication dans la vie.

Moutarde ***(Sinapis arvensis)***

(F.B : Mustard)

Signes de dysharmonie : Mélancolie, tristesse, dépression profonde et soudaine sans pouvoir en déterminer la cause. Ces états reviennent cycliquement et sont, en général, de courte durée. L'impression dominante est celle de se retrouver recouvert d'un voile sombre qui sépare de la lumière, de son essence et isole dramatiquement.

Eveil de potentialités : L'élixir de moutarde conduit à retrouver et à maintenir un état de paix et de confiance tout au long des expériences de la vie que l'on traverse avec joie.

MURE SAUVAGE ***(Rubus fructicosus)***

Signes de dysharmonie : Léthargie, inertie, secondaires à des pensées multiples et confuses du fait d'un mental mal maîtrisé. La personne est incapable de mettre concrètement des projets en œuvre puisqu'aucun n'est clairement dessiné dans sa tête.

Eveil de potentialités : Cet élixir stabilise et équilibre la pensée et favorise surtout sa matérialisation ; la pensée devient créatrice. Il est, de ce fait, excellent dans toute pratique de méditation et conseillé le soir, au coucher, pour rendre les rêves plus riches et plus clairs.

MUSCADE ***(Mimulus guttatus)***
(F.B : Mimulus)

Signes de dysharmonie : Craintes et appréhensions de la vie quotidienne, sentiment d'insécurité, peurs d'origine connue mais que l'on exprime rarement. Personnage en général très sensible, timide et souvent de constitution plutôt fragile.

Eveil de potentialités : Renforce la structure générale de l'être, la confiance en lui et entraîne ainsi une disparition progressive de toutes ces peurs qui étaient souvent l'expression de ses « faibles constitutions » autant interne qu'externe.

MYOSOTIS ***(Myosotis sylvatica)***

Eveil de potentialités : Cet élixir est aussi appelé « Forget me not » c'est-à-dire : ne m'oubliez pas et il joue effectivement un rôle important dans l'amélioration des facultés mémorielles. Il intervient aussi dans la réharmonisation du sommeil lorsque l'on vit régulièrement des nuits perturbées par des rêves agités et des cauchemars. Ici, il s'agit souvent du subconscient qui libère ses refoulements. Il aiguise l'intuition et les capacités réactionnelles. Il harmonise, enfin, les relations mère/enfant et notamment leur relation extrasensorielle pendant la grossesse.

NOYER *(Juglans regia)*
(F.B : Walnut)

Signes de dysharmonie : Difficultés à se libérer complètement d'un état, d'une situation, pour entrer pleinement dans le nouveau, déjà choisi ou découlant d'une logique d'évolution. « Le briseur de chaînes » selon l'expression de P. M. Chancellor, on sait ce que l'on veut mais on n'ose affirmer complètement ses choix, pour faire plaisir, pour ménager des susceptibilités... et l'on vit partiellement la situation, à côté de ses projets et de son évolution.
Eveil de potentialités : Le noyer aide à gérer tous les passages de la vie (naissance, adolescence, mort mais aussi déménagement, divorce... et, au quotidien, lever et coucher).

ŒILLET D' INDE *(Tagetes patula)*

Signes de dysharmonie : Ecoute superficielle, sans attention ni compréhension.
Eveil de potentialités : Développe l'écoute intérieure et l'écoute attentive et sincère des autres. Contribue à traiter l'ensemble des troubles de l'oreille.

OIGNON *(Allium cepa)*

Eveil de potentialités : A l'image de l'oignon dont on pèle les différentes couches pour atteindre le cœur, l'élixir floral d'oignon permet d'éliminer les différentes carapaces de la personnalité (persona = les masques de la comédie grecque) pour mettre à jour son essence. C'est une « psychothérapie liquide » qui permet de porter à la conscience et/ou de décharger émotionellement ces entraves à l'harmonie. Conseillé à tous ceux qui se savent ou que l'on sait porteurs d'une grande quantité de ces carapaces.

OLIVIER *(Olea europea)*

Signes de dysharmonie : Grande fatigue, épuisement total du corps et de l'esprit après de longues périodes d'efforts et de transformations ou après une longue maladie.

Eveil de potentialités : Idéal pour la convalescence, cet élixir floral recharge les « batteries » sur tous les plans.

ORANGER *(Citrus sinensis)*

Eveil de potentialités : Libère des refoulements psychiques intenses mais il est conseillé de l'utiliser conjointement à une psychothérapie car certaines libérations peuvent être « remuantes ». Par les rêves, il peut conduire à une libération de ces tensions et à une conscientisation de leur origine.

ORCHIDE

Il existe une vingtaine d'élixirs floraux issus de différentes orchidés de la forêt amazonienne de Colombie. Chacun a sa spécificité mais ils ont en commun de favoriser le processus d'harmonisation spirituelle de manière subtile. Ils établissent un lien entre l'être humain, la terre et le ciel.

OREGON GRAPE ***(Berberis aquifolium)***

Eveil de potentialités : Permet d'affiner le jugement sur les intentions d'autrui et d'acquérir force et équilibre pour gérer correctement ses conséquences.

ORME ***(Ulmus procera)***

(F.B : Elm)

Signes de dysharmonie : Personnage en général fort, à responsabilités importantes et sur qui on peut toujours compter. Il en assume beaucoup et apprécie sa vie mais il lui arrive, à force de « tirer sur la machine », de vivre des coups de déprime passagers, comme un frein soudain que son organisme lui impose. Le personnage Orme n'a malheureusement pas le loisir, dans ces moments-là, de se reposer sur les autres puisqu'en général il est le pilier central de son entourage familial et professionnel.

Eveil de potentialités : Ce remède peut conduire à envisager des responsabilités mieux réparties.

ORTIE ***(Urtica urens)***

Signes de dysharmonie : Tensions et conflits familiaux, gestion des divorces et des séparations, et de leurs conséquences.

Eveil de potentiaités : Il apporte l'harmonie au sein du foyer. Si ce n'est pour régler les problèmes, c'est du moins pour qu'ils s'expriment et s'étudient dans la sérénité. Contribue à soulager l'aspect nerveux de l'asthme et de nombreuses inflammations du même ordre. On ne supporte pas ou on ne supporte plus un personnage de son entourage et on entre en conflit avec lui, plus ou moins ouvertement. De la même manière, notre corps peut entrer en conflit avec une substance qu'il ne supporte pas ou plus et tenter de la rejeter : c'est le phénomène allergique. Dans les deux cas, le conflit se manifeste souvent par des inflammations au niveau de la peau et des muqueuses respiratoires et digestives.L'ortie traite ces différents plans de manifestation d'une « allergie ».

PAMPLEMOUSSE ***(Citrus paradisi)***

Signes de dysharmonie : Tensions du crâne et du visage, maux de tête.

Eveil de potentialités : Relâchement des tensions (non psychiques) de la structure musculaire et réajustement de la posture. Revitalise le cuir chevelu.

PAPAYE ***(Carica papaya)***

Eveil de potentialités : Harmonise les plans supérieurs de l'être et favorise leur intégration dans le quotidien. Améliore les relations entre deux individus et équilibre la sexualité. Accroît les facultés de contrôle des différentes parties et fonctions du corps.

PAQUERETTE ***(Bellis perennis)***

Eveil de potentialités : Evite la dispersion et la confusion mentale par excès d'informations. Permet la synthèse et l'intégration d'informations et d'idées provenant de sources multiples, contribue à l'établissement de sa philosophie et de son point de vue propres. Aide précieuse lorsque l'on doit planifier un projet. Développe, par ailleurs, l'humilité.

PASSIFLORE ***(Passiflora incarnata)***

Eveil de potentialités : Développe la compassion et stabilise le psychisme des individus qui vivent des expériences mystiques intenses ou qui entament, avec une ferveur non maîtrisée, une démarche spirituelle. Mais il reste, avant tout, l'élixir de l'ouverture du cœur.

PASTEQUE ***(Citrullus vulgaris)***

Eveil de potentialités : Harmonise tout ce qui concerne la procréation, du contrôle de la fertilité à la naissance de l'enfant. Equilibre tous les états liés à la grossesse, renforce l'harmonie du couple durant celle-ci et le triangle mère/enfant/père.

PECHER ***(Prunus persica)***

Eveil de potentialités : Activateur de guérison à utiliser dans toute forme de maladie, conjointement à un traitement spécifique. Restaure la libre circulation de l'énergie dans le corps et peut être avantageusement utilisé en externe pour remédier aux problèmes de peau et aux troubles ostéo-musculaires.

PENSEE SAUVAGE ***(Viola tricolor)***

Eveil de potentialités : Selon Gurudas, « c'est un remède exceptionnel à prescrire contre la plupart des attaques virales ». Plus largement, il renforce l'ensemble du système immunitaire et développe l'intuition.

PENSTEMON ***(Penstemon davidsonii)***

Eveil de potentialités : Renforce l'équilibre intérieur et le courage face aux épreuves et à l'adversité, notamment lorsqu'elles émanent de l'environnement socioprofessionnel ou culturel.

PETUNIA ***(Petunia hybrid)***

Eveil de potentialités : Aide le mental à sélectionner les priorités et à ne pas se surcharger de superflu. Il atténue les comportement exacerbés des enfants comme des vieillards. En externe, il influe favorablement sur le traitement des contusions et sur les processus de cicatrisation.

PIN SYLVESTRE *(Pinus sylvestris)*

(F.B : Pine)

Signes de dysharmonie : Autocritique et culpabilité permanentes. On se croit responsable de tout, au-delà de ce qu'il en est réellement, et tout le comportement reflète cet état.
Eveil de potentialités : Redonne clarté quant à la distribution des responsabilités. Permet de changer le regard sur la faute ou l'erreur et de les voir comme des expériences dont on perçoit mieux les tenants et les aboutissants. Libère les facultés d'expression et de création qui étaient prisonnières de cet état et remet sur le chemin de l'évolution.

PISSENLIT *(Taraxacum officinalis)*

Eveil de potentialités : Relâche la structure musculaire et en déloge les tensions issues de projections psychiques. Décristallise et dissout les toxines du corps, ce qui présente un intérêt dans les cures de nettoyage du corps. Des informations de détente et de paix prennent la place de ces tensions, portées par une énergie vitale circulant plus librement. Ces informations proviennent du réalignement de la personnalité sur l'individualité, l'essence de l'être.

PLUMBAGO *(Ceratostigma villmotiana)*

(F.B : Cerato)

Signes de dysharmonie : Ne se fait pas confiance bien que disposant souvent de bonnes réponses. Demande sans cesse conseil aux autres et a peu d'initiatives personnelles.

Doute beaucoup, cherche en fait une personnalité qui lui est propre, en accord avec sa voix (voie ?) intérieure, mais est tellement instable et peu sûr de lui qu'il a tendance à se calquer sur les personnalités fortes qu'il rencontre. Il se transforme comme un caméléon, non pour se cacher mais pour tenter de se trouver, et en a souvent conscience.

Eveil de potentialités : Avec cet élixir, cette instabilité se transforme en grande capacité d'adaptation. La confiance s'installe et les initiatives personnelles se multiplient, guidées par une intuition plus forte. Le mental se stabilise et synthétise mieux la multiplicité des informations.

POIRIER *(Pyrus communis)*

Eveil de potentialités : Développe la structure musculaire, assouplit le corps, favorise l'ouverture intellectuelle.

POIS DE SENTEUR *(Lathyrus latifolius)*

Eveil de potentialités : Soulage de la douleur du déracinement ou de la difficulté à s'implanter socialement, culturellement. Aide à trouver de véritables racines en soi pour pouvoir les implanter dans un environnement de son choix. Resocialise les personnes à tendance marginale.

POMMIER SAUVAGE *(Malus pumila)*

(F.B : Crabe Apple)

Signes de dysharmonie : Sensation intérieure d'impureté et attention presque maladive portée à la pureté et à la propreté extérieures. On fixe son attention sur des défauts et des désordres mineurs dont on se fait une montagne. Personnage souvent maniaque.

Eveil de potentialités : La transformation se remarque surtout dans un retour à de plus justes proportions. Les détails sont reconnus comme tels et l'on accepte ses imperfections et le fait que l'on est en évolution et transformation permanentes. Ce remède contribue à purifier l'organisme après une intoxication.

PRICKLY PEAR CACTUS *(Opuntia vulgaris)*

Eveil de potentialités : Apaise et harmonise la vie de couple dès lors que la discorde n'est pas totale.

PRUNUS *(Prunus cerasifera)*

(F.B : Cherry Plum)

Signes de dysharmonie : Peur de perdre le contrôle de soi, de commettre un acte lourd de conséquences, tension extrême. On est à bout de nerfs et une grande violence pousse de l'intérieur. A un niveau moindre, crise de nerfs ou grande irritabilité visible extérieurement.

Eveil de potentialités : Apporte une plus grande maîtrise de soi et aide les sentiments à s'exprimer avec plus de tempérance. Quand on est acculé, la capacité à conserver confiance et courage est plus grande.

QUAKING GRASS *(Briza maxima)*

Eveil de potentialités : Développe la volonté et les capacités de se mettre au service du travail en groupe. Harmonise l'écoute et la coopération entre ses membres qui apprennent à laisser au second plan leurs désirs personnels au profit du succès de cette entreprise de groupe.

RHODODENDRON *(Rhododendron ferrugineum)*

Signes de dysharmonie : Environnement austère et difficile où l'on est peu enclin à libérer ses émotions et à exprimer son mal-être.

Eveil de potentialités : Redonne la joie de vivre et libère la respiration bloquée par cet état pesant. Rétablit la capacité à trouver sa place quelque soit l'environnement. Aide à éliminer les états inflammatoires provoqués par les refroidissements.

ROMARIN *(Rosmarinus officinalis)*

Eveil de potentialités : Cet élixir engendre une très grande paix et une agréable sensation de chaleur intérieure. Il aide particulièrement les individus mal incarnés, frileux et dont la circulation n'est pas bonne. Les personnes âgées l'apprécieront pour toutes ces qualités et pour la vitalité qu'il relance. En fait, l'élixir floral de romarin réveille la vie qui est chaleur et améliore sa libre circulation. L'attention et la mémoire s'améliorent, sensibilité et sensitivité augmentent et l'on perçoit mieux son corps et sa place dans l'espace. Il est également recommandé après une longue période de travail intellectuel, lorsque les énergies ont déshabité le corps pour se concentrer dans la tête ; il permet alors de se réancrer.

ROSE KOENIG VAN DANEMARK

Eveil de potentialités : Développe les facultés de contrôle des processus biologiques dans le corps. Il est alors possible, à travers une visualisation ou une méditation, de renforcer les capacités d'auto-guérison de l'organisme et de faire ainsi disparaître des troubles de santé avec ou sans traitement associé.

ROSE MAC CARTNEY *(Rosa macrantha)*

Eveil de potentialités : Aide les individus introvertis, ceux qui ont du mal à s'intégrer en société et/ou qui se sentent coupés de leurs racines, à se trouver une place et un mode d'expression qui leur conviennent.

ROSE VERTE ***(Rosa chinensis viridiflora)***

Eveil de potentialités : Cet élixir libère et accroît les facultés psychiques d'un individu et notamment le pouvoir de communication consciente ou non-consciente (notre « langage du corps », le magnétisme, les transmissions de pensées...). Il permet d'éviter l'étouffement de ces facultés et le développement de somatisations secondaires (tensions musculaires d'origine psychique, respiration bloquée, spasmes divers, nuits agitées...).

SAGEBRUSH ***(Artemisia tridentata)***

Eveil de potentialités : Aide à franchir un nouveau pas en avant en se libérant des entraves à sa propre évolution : image de soi faussée, valeurs dépassées, habitudes sclérosantes... Important dans toutes les périodes de transition de la vie.

SANGUINAIRE ***(Sanguinaria canadensis)***

Eveil de potentialités : C'est un catalyseur des pratiques méditatives. Non seulement il en donne le goût, mais en plus, il en accroît les facultés et permet de développer la pensée créatrice, ce qui induit une meilleure maîtrise de son être et de sa vie. Il favorise une meilleure connexion à la source intérieure.

SAGUARO ***(Cereus giganteus)***

Eveil de potentialités : Améliore l'image du père en soi et le rapport que l'on a à l'autorité. Permet de vivre les racines familiales et culturelles comme une richesse et non comme un poids tout en y préservant sa liberté. Favorise une intégration harmonieuse du principe masculin et apaise, par exemple, la « rébellion de l'adolescence ».

SAULE *(Salix vitellina)*
(F.B : Willow)

Signes de dysharmonie : Pour la tendance à se déresponsabiliser en rejetant la faute sur les autres ou en accusant des circonstances défavorables. L'attitude négative Willow (Saule) engendre un flot de sentiments dysharmonisants tels que rancœur, rancune, jalousie, auto-apitoiement... mais, au contraire du personnage Holly (houx), l'expression n'en est pas franche. Ainsi, le monde est vu à travers des « lunettes » sombres et son propre destin comme une injustice, ce qui ferme aux joies de la vie et limite les possibilités d'évolution.

Eveil de potentialités : Ce remède rétablit la mesure de sa propre responsabilité, d'autant plus facilement qu'on découvre le fossé existant entre responsabilité et culpabilité. On comprend que la recherche d'un coupable fait souvent beaucoup moins évoluer qu'une interrogation sincère sur les causes profondes et les enseignements à tirer de l'expérience vécue. On reconnaît, par ailleurs, la force de la pensée et la puissance autant destructrice que constructrice qu'elle peut avoir et l'on cherche à en être plus conscient pour une plus grande maîtrise.

SAUGE *(Salvia officinalis)*

Eveil de potentialités : Il présente deux polarités complémentaires : celle permettant d'intégrer la notion d'expérience (source d'évolution) à son quotidien et la capacité de tirer effectivement leçon des expériences vécues, ce qui, améliore les facultés générales d'apprentissage ; celle, ensuite, de l'éveil de l'humour et de la libération par le rire des différentes tensions emmagasinées au cours de notre histoire. Rire et humour sont, avec la sauge, bien plus l'expression d'une nouvelle philosophie de la vie que d'une décharge émotionnelle. Cet élixir favorise autant l'assimilation des substances nutritives que celle des expériences de la vie.

SCARLET MONKEYFLOWER *(Mimulus cardinalis)*

Signes de dysharmonie : Colères rentrées, agressivité intérieure dont on a conscience et que l'on réprime par crainte de la violence de leur expression ou des conséquences sur le plan social. Les somatisations se multiplient sous forme de tensions musculaires qui bloquent la vitalité et par la fameuse « boule » au plexus solaire.
Eveil de potentialités : Cet élixir contribue à une affirmation harmonieuse de soi, sans défi mais, en même temps, sans crainte du jugement de l'autre. Il améliore les relations interpersonnelles.

SEQUOIA *(Sequoia sempervirens)*

Signes de potentialités : Difficultés à s'affirmer, à adopter des opinions fermes et à les faire valoir. Fragilité face à l'environnement et stress général en conséquence. Globalement, manque de force intérieure, de confiance en soi.
Eveil de potentialités : Cet élixir rétablit cette force, relance la vitalité et renforce le système neuro-endocrinien.

SHASTA DAISY *(Chrysanthemum maximum)*

Eveil de potentialités : Accroît les facultés de synthèse lorsque l'on reçoit des informations de sources multiples et variées, permet d'en extraire le sens commun et d'en faire un schéma vivant, dynamique.

SHOOTING STAR *(Dodecatheon hendersonii)*

Signes de dysharmonie : Conseillé à ceux qui se sentent « mal incarnés », pas de ce monde, sans racines. Il leur semble être étrangers à cette terre, sans affinités avec le genre humain. Ce sont, la plupart du temps, des individus dont la naissance à été difficile (prématurés, césarienne, accouchement dans un environnement stressant, problème de santé de la mère...), qui se sont forgés une carapace et n'ont investi que très partiellement leur vie.
Eveil de potentialités : Cet élixir est conseillé pendant et juste après un accouchement difficile et chaque fois que ce sentiment d'isolement, d'« exil » prédomine.

STAR THISTLE *(Centaurea solstitialis)*

Signes de dysharmonie : Pour l'incapacité à donner et à se donner sans en attendre de contrepartie systématique, pour l'attachement excessif au matériel par peur de manquer.
Eveil de potentialités : Favorise le lâcher-prise, l'éveil d'une force et d'une confiance intérieures et le don de soi.

STAR TULIP *(Calochortus tolmiei)*

Eveil de potentialités : Découvre la polarité féminine en l'homme et la renforce chez la femme trop masculine ; ce sont particulièrement la réceptivité et l'écoute véritable qui prennent plus d'importance. La sensibilité générale est accrue.

TANAISIE ***(Tanacetum vulgare)***

Eveil de potentialités : Favorise le passage à l'acte quand on sait ce que l'on doit faire mais que de la paresse et une certaine léthargie empêchent d'agir. Ces personnages vivent souvent au-dessous de leurs capacités. Il peut, bien entendu, s'agir d'un état passager lié à une grande fatigue.

THYM ***(Thymus vulgaris)***

Eveil de potentialités : Amplificateur des autres élixirs floraux.

TIGER LILY ***(Lilium umboldtii)***

Eveil de potentialités : Proche de Star tulip mais chez des personnes à polarité masculine plus marquée. Il éveille particulièrement la coopération active tandis que Star tulip éveille la réceptivité et l'écoute ; ils sont complémentaires.

TILLEUL ***(Tilia tomentosa)***

Eveil de potentialités : Il éveille l'amour et la tendresse en l'homme et l'une de ses plus belles harmonisations est celle de la relation mère/enfant durant la grossesse. A ce titre, il joue un rôle important dans l'établissement de liens subtils entre eux et réconforte l'enfant lorsque cette période est troublée par un état psychique perturbé chez la maman, lorsque les circonstances les ont séparés prématurément et quand l'attention maternelle est insuffisante pour le jeune enfant.

Les premières racines de l'homme sont représentées par la matrice utérine ; Tilleul harmonise les « déracinés » de tous ordres.

TOURNESOL ***(Helianthus anuus)***

Eveil de potentialités : Il est à l'image du soleil, principe masculin dont il suit la course tout au long du jour. Son élixir en ajuste les qualités en l'homme : la volonté, l'action, l'autorité mais aussi la finesse et la force de l'esprit. Dans le même temps, il éveille l'écoute, la sensibilité, la compassion qui sont des qualités féminines. En fait, il harmonise ces deux polarités, à la fois opposées et complémentaires, et rétablit l'alternance des rythmes qui animent l'individu ; le stress diminue, le sommeil est amélioré, les facultés de récupération sont meilleures.

La plus visible des transformations qu'il apporte reste, néanmoins, l'évolution d'un ego fort, d'une personnalité orgueilleuse vers plus d'humilité et d'ouverture d'esprit, cela parce que les défauts dominants dans notre société sont ceux d'une masculinité mal maîtrisée. Pratiquement, il aide à régler une situation tendue avec son père ou avec un représentant de l'autorité (juge, policier, patron...)

TREFLE ROUGE ***(Trifolium pratense)***

Eveil de potentialités : Permet de conserver lucidité, calme et équilibre dans les situations d'urgence et quand éclate une forme de panique ou d'hystérie collectives. Permet également de transformer le regard de ceux qui véhiculent la certitude d'un avenir sombre à tendance apocalyptique en un regard plus constructif.

TREMBLE ***(Populus tremula)***

Signes de dysharmonie : Images, craintes, sensations vagues, non maîtrisées et d'origine indéfinissable mais qui éveillent une peur profonde où se mêlent des visions parfois terrifiantes et des sensations vivantes mais incon-

nues. Sentiment fréquent d'insécurité, impression d'être observé ou parasité (parfois par croyance excessive à une forme de magie noire), cauchemars laissant leur empreinte au réveil (chez les enfants notamment) et, plus généralement, hypersensibilité aux projections de peurs diverses émanant de l'environnement ou du subconscient.
Eveil de potentialités : La sensibilité demeure mais elle se connecte à la conscience et devient mieux maîtrisée après une cure de cet élixir. Les cauchemars disparaissent ainsi que la sensation de présences invisibles terrifiantes ; on appréhende les sciences occultes et l'inconnu avec beaucoup plus de lucidité et de sérénité.

TRILLIUM *(Trillium chloropetalum)*

Eveil de potentialités : Altruisme concret et volonté d'unifier sont les maîtres mots des qualités apportées par ce remède. Il éveille la volonté de mettre sa personnalité au service de l'intérêt collectif, de valeurs et de projets à caractère universel et contribue au passage à l'acte.
Il est conseillé à ceux qui ont un rapport à l'argent et au pouvoir résolument égoïste.

TRUMPET WINE *(Campsis tagliabuana)*

Eveil de potentialités : Favorise un rapport harmonieux au groupe ainsi que l'affirmation et l'expression verbale de ses valeurs individuelles. Il contribue à une dynamique d'échanges constructifs.

VALERIANE *(Valeriana officinalis)*

Eveil de potentialités : Les qualités de l'élixir floral sont proches de celles de la plante en usage phytothérapeutique : détente du système nerveux, apaisement de l'anxiété et des angoisses, élimination des spasmes et crampes, régularisation du rythme cardiaque... Son action au niveau du psychisme est simplement plus fine et il est intéressant de les utiliser conjointement.

VERGE D'OR *(Solidago canadensis)*

Eveil de potentialités : Elimine la tendance à présenter une fausse image de soi, en correspondance avec les critères et les attentes d'une personne ou d'un groupe pour se faire accepter socialement. Augmente la confiance en soi et rééquilibre la personnalité.

VERVEINE *(Verbena officinalis)*
(F.B : Vervain)

Eveil de potentialités : Pondération et tempérance au service d'un idéal ou d'une mission en même temps que respect de l'opinion et du désir de l'autre sont les qualités apportées par cet élixir floral. Le personnage Vervain (Verveine), dans sa version dysharmonisée, est tellement convaincu de la justesse de son entreprise et de sa philosophie qu'il tente de l'imposer aux autres. Il le fait, au début, avec un enthousiasme mêlé de peur d'un échec mais peut devenir lassant pour son entourage tant son insistance est grande. Parfois, son sens du devoir tourne au fanatisme et il peut devenir violent. C'est une démarche quasi maladive qui engendre de nombreuses tensions au niveau du corps physique. Réharmonisé, ce personnage est porteur d'un grand enthousiasme communicatif.

VIGNE *(Vitis vinifera)*
(F.B : Vine)

Signes de dysharmonie : Inflexibilité, rigidité et dirigisme excessif voire tyrannique sont les défauts de ce personnage dont les qualités de dirigeant et de meneur d'hommes sont, par ailleurs, indéniables. Orgueil et vanité sont aussi, assez souvent, ses défauts et il tente de s'imposer beaucoup plus par sentiment de supériorité que par idéal (voir le personnage Verveine).

Eveil de potentialités : L'élixir floral de vigne éveille en lui des qualités d'écoute, de respect, de compassion, d'humour aussi, qualités qui, alliées à son autorité naturelle font de lui un « chef » naturel et apprécié.

VIOLETTE *(Viola odorata)*

(F.B : Water Violet)

Eveil de potentialités : Elixir qui aide l'individu à trouver sa juste place au sein d'un groupe. Conseillé aux individus effacés, timides et d'une grande sensibilité, qui se mettent en retrait pour se protéger.

VIOLETTE D'EAU *(Hottonia palustris)*

Signes de dysharmonie : Sentiment intérieur de supériorité chez un personnage indépendant voire distant et aux qualités qui le mettent souvent « au-dessus du lot ». Au contraire du personnage Vigne, il ne se mêle pas des affaires des autres et n'aime pas qu'on se mêle des siennes. Sa difficulté réside beaucoup dans une incapacité à trouver les mots et l'attitude justes pour communiquer avec son entourage et ce handicap lui confère une image de fierté excessive dont il a conscience.

Eveil de potentialilés : Après la transformation, ses qualités demeurent mais elles sont ouvertes au partage et à la communication et font qu'il sera recherché pour ses compétences autant que pour son aura de sérénité.

Yerba santa *(Eriodyction californicum)*

Eveil de potentialités : Dynamise l'énergie vitale et favorise sa diffusion dans le corps. Appaise les libérations émotionnelles fortes et trouve sa place aux côtés de remèdes qui les induisent en canalisant leurs effets. Libère les émotions concentrées au niveau de la cage thoracique, celles qui bloquent la respiration ou limitent son amplitude, la capacité à recevoir la vie et permet de traiter des problèmes respiratoires liés à ces refoulements.

Zinnia *(Zinnia elegans)*

Eveil de potentialités : La fleur de zinnia a l'humeur joueuse. Au premier regard, elle inspire la gaieté, la joie de vivre ; « la vie est une grande comédie, fêtons-la ! » pourrait être son message. Elle réveille l'« Enfant intérieur » et toute sa spontanéité, met de la couleur dans la vie de ceux, trop sérieux, qui la voient triste et maussade, ceux qui considèrent que le rire, la fête, le jeu sont « des affaires d'enfant et d'adolescent » et qui véhiculent une image faussée, austère de l'adulte. Comme toujours, il peut s'agir d'une attitude générale face à la vie comme d'un état ponctuel face à un événement particulier. Dans tous les cas, Zinnia contribue à réveiller la flamme de la spontanéité et de la joie de vivre ; il améliore, de ce fait, les relations que les parents et les adultes en général entretiennent avec les enfants en les « initiant » à leur langage. Le rire devient thérapie !

Remede d'urgence *(Rescue Remedy)*

Il s'agit de l'association de 5 des remèdes découverts par le Dr E. Bach et dont l'indication générale est mentionnée

dans son nom : la gestion des situations d'urgence ou, plus précisément, de tout choc, physique ou psychique, pouvant avoir de graves répercussions sur la santé.
Les 5 fleurs qui le composent sont, selon la présentation qu'en fait Mechtild Scheffer :
Etoile de Bethléem : contre la frayeur et la sensation d'engourdissement, pour aider la personnalité à se reconstituer.
Hélianthème : contre le sentiment de terreur et de panique.
Impatiente : contre le stress et la tension mentale.
Prunus : contre la crainte de perdre le contrôle de la situation.
Clematis : contre la tendance à perdre contact avec la réalité ou contre la sensation de « partir », comme on l'a souvent juste avant de s'évanouir.

Il est aussi possible d'utiliser ce remède dans les situations suivantes : avant et pendant un accouchement, une intervention chirurgicale ou un examen médical pénible, un concours, un examen scolaire, une entrevue délicate...
Bref, ce remède donnant un meilleur contrôle de soi et de ses facultés, il peut être utilisé aussi souvent qu'on en ressent le besoin, dès lors qu'une situation présente un caractère un tant soit peu exceptionnel.
A noter qu'il existe aussi une crème Rescue utilisable sur les chocs du corps physique (contusions, claquage, entorse, fracture, piqûre d'insecte...).

Répertoire des complexes d'élixirs floraux

L'idée d'utiliser conjointement plusieurs élixirs floraux remonte à Edward Bach lui-même puisque son célèbre « Rescue Remedy » est le premier complexe d'élixirs de fleurs. Aujourd'hui, il existe une nouvelle gamme de complexes d'élixirs mis au point par le laboratoire Elixiflor et commercialisés sous ce terme.

Les Elixiflor se présentent en capsules masticables sous blister. Ce qui permet d'assurer des conditions d'hygiène parfaites, de protéger le produit de toute oxydation et de rendre l'usage plus simple, plus pratique. Les capsules contiennent les doses exactes qui doivent être ingérées lors de chaque prise et peuvent être avalées à tout moment sans contrainte en voiture, au bureau, en promenade...

Cette nouvelle approche de la « florithérapie » est fabriquée sans alcool, donc accessible à tous. En effet, la présence d'alcool (brandy ou cognac) présente parfois de réels problèmes pour les personnes hypersensibles comme les enfants ou les personnes en cours de désintoxication. L'alcool comme conservateur a pu, après de nombreux tests, être remplacé (presque totalement) par de l'huile d'amande douce biologique, obtenue par première pression à froid. Ce support peut recevoir, conserver et transmettre le message essentiel des fleurs. La combinaison de 5 ou 6 élixirs floraux, le maximum préconisé par le Dr Bach, permet une approche plus large du traitement. En effet, nos peurs, nos fatigues ont souvent des causes multiples et s'expriment de diverses façons. Il est donc plus aisé d'utiliser des complexes afin de traiter l'ensemble des spécificités de chacun.

Par exemple, les personnes qui manquent de confiance, qui ont peur de l'échec auront avantage à prendre une combinaison des qualités positives des élixirs floraux de bouton d'or, de brunelle, de mélèze, d'orme et de tournesol. L'élixir floral de bouton d'or apporte ses qualités de confiance et d'estime de soi ; l'élixir floral de brunelle est un excellent catalyseur de guérison qui accroît la vitalité en fortifiant le corps éthérique ; celui de mélèze aide les personnes qui s'attendent à un échec, qui ont peur du ridicule, sont hésitantes bien qu'elles aient la capacité de réussir, il est conseillé aux étudiants en période d'examens ; l'élixir d'orme favorise une responsabilité équilibrée, il s'adresse aux personnes très capables lorsqu'elles se sentent dépassées par leur tâche ; et le tournesol harmonise la personnalité.

Pour fabriquer les capsules d'Elixiflor, on procède comme avec les élixirs en flacons. Les élixirs mères, appelés également « infusions solaires de fleurs », s'obtiennent en plaçant les fleurs juste cueillies dans une eau de source très pure et en les exposant sous les rayons directs du soleil pendant plusieurs heures. Le liquide recueilli est filtré puis mélangé à de l'alcool, pour la conservation, avant d'être dynamisé par agitation manuelle. On obtient l'Elixiflor en intégrant l'infusion solaire de fleur à l'huile d'amande douce par un processus de dilution : 1 part d'infusion solaire de fleur pour 160 parts d'huile d'amande douce. L'Elixiflor ne contient ainsi que quelques traces imperceptibles d'alcool. L'huile d'amande douce de l'Elixiflor se trouve imprégnée des différentes infusions solaires de fleurs qui composent la formule du complexe. Le mélange d'huile d'amande douce/infusions solaires de fleurs est également dynamisé manuellement avant d'être incorporé avec le plus grand soin dans les capsules protectrices.

Pour le traitement de florithérapie par les complexes Elixiflor, il faut sucer lentement une capsule, trois fois par jour, à distance des repas, au moment du réveil, 15 minutes avant le déjeuner et au coucher. Après dissolution de la membrane protectrice, la dose d'Elixiflor se répand dans la bouche. Il est conseillé de garder le liquide sous la langue pendant quelques instants.

Les complexes Elixiflor se prennent avec régularité sur un cycle de 10 à 30 jours, selon que le déséquilibre psycho-émotionnel est ancré plus ou moins profondément. Dans les situations critiques on peut augmenter le nombre des prises journalières. Mais on peut aussi utiliser les complexes Elixiflor de façon ponctuelle, limitée dans le temps, lorsque la situation l'exige. L'Elixiflor n° 16 (situations d'urgence, chocs, accidents, chutes, panique, désorientation, stress intense) s'utilise de manière plus ponctuelle encore, une capsule toutes les demi-heures, jusqu'à récupération de l'équilibre psycho-émotionnel.

Les 16 complexes Elixiflor

∇ Elixiflor n° 1

Ail (*Allium Sativum*), Hélianthème (*Helianthemum nummularium*), Mimulus (*Mimulus gattatus*), Prunus (*Prunus cerasifera*), Tremble (*Populus tremula*).

Signes de dysharmonie : Peurs, appréhensions. Apporte courage, force, confiance.

Pour toutes les peurs nerveuses, les anxiétés et les insécurités d'origine inconsciente qui paralysent la volonté, et qui entraînent une baisse de la vitalité.

Eveil de potentialités : Ce complexe aide à mieux vivre toutes les peurs intenses qui surgissent en prévision ou suite à un événement traumatisant, un accident, une situation d'urgence, une maladie brutale. Il aide aussi pour toutes les peurs et appréhensions de la vie quotidienne qui laissent un sentiment de mal-être, mais aussi les peurs obsessionnelles, les tendances dépressives, les peurs soudaines, les cauchemars. Il est recommandé aux timides, aux nerveux, aux indécis.

∇ Elixiflor n° 2

Brunelle (*Prunella vulgaris*), Consoude (*Symphytum officinalis*), Lilas (*Syringa vulgaris*), Pissenlit (*Taraxacum officinalis*), Poirier (*Pyrus communis*).

Signes de dysharmonie : Nerfs à vif, crispations musculaires.

Eveil de potentialités : Apporte détente corporelle, relâchement et élimnation des crispations corporelles.

Ce complexe aide à éveiller et stimuler les capacités intérieures de régénération et de guérison. Il renforce, décontracte, tonifie les systèmes nerveux et musculaires. Il équilibre la circulation énergétique du dos, soulage la colonne vertébrale. Il libère les contractions musculaires, mentales et émotionnelles. Il favorise l'ouverture spirituelle à travers la relaxation du corps. Il est recommandé aux sportifs et aux hyperactifs.

∇ Elixiflor n° 3

Brunelle (*Prunella vulgaris*), Capucine (*Tropaeolum majus*), Eglantier (*Rosa canina*), Ipomée (*Ipomoea purpurea*), Olivier (*Olea europaea*).

Signes de dysharmonie : Fatigue, lassitude, épuisement.

Eveil de potentialités : Apporte vitalité, dynamisme, récupération, tonus.

Ce complexe permet de retrouver la confiance en ses propres qualités de guérison, de récupération. Il aide à surmonter les passages à vide temporaires provoqués par l'excès de travail, les états grippaux... Il stimule et renforce l'organisme, notamment en cas de fatigue intellectuelle. Il permet de surmonter l'apathie, l'abandon, la résignation. Il rend l'enthousiasme grâce à ses qualités de motivation et de vitalité. Il libère des dépendances, des habitudes destructrices, et apporte une aide précieuse dans les traitements de désintoxication. Il est utile aux personnes qui se sentent exténuées, qui veulent surmonter les fatigues physiques, mentales et émotionnelles.

∇ Elixiflor n° 4

Gentiane (*Gentiana amarella*), Marronnier blanc (*Aesculus hippocastanum*), Menthe poivrée (*Mentha piperata*), Pâquerette (*Bellis perennis*), Pétunia (*Petunia hybrid*).

Signes de dysharmonie : Perturbation du mental, étourderie, doute, agitation mentale, léthargie, stress des examens.

Eveil de potentialités : Apporte clarté mentale, concentration, vigilance, vivacité d'esprit.
Ce complexe stimule les capacités intellectuelles et développe un état d'esprit actif, éveillé. Il combat le doute et le découragement, favorise la concentration, la clarté d'esprit, développe cohérence et cohésion lors d'une activité complexe requérant une perception fine, globale et unitaire. Il est conseillé aux étudiants, enseignants, à tous ceux qui ont un travail intellectuel à fournir, mais aussi aux professionels de la route.

∇ Elixiflor n° 5

Camomille (*Matricaria recutita*), Lavande (*Lavendula officinalis*), Millepertuis (*Hypericum perforatum*), Passiflore (*Passiflora incarnata*), Valériane (*Valeriana officinalis*).
Signes de dysharmonie : Nervosité, irritabilité, nuits agitées, surexcitation.
Eveil de potentialités : Apporte détente nerveuse, calme, tranquillité, sommeil paisible.
Ce complexe permet de surmonter les tensions nerveuses, la contrariété, et favorise la relaxation. Il s'utilise également lors de périodes de changement, de transitions, lorsqu'on est confronté à une tâche nouvelle, à un événement inhabituel. Il soulage et élimine l'irritation nerveuse provoquée par un excès de stimuli sensoriels. Il apaise les tensions de la sphère digestive, de l'estomac, de la zone cardiaque, des épaules, de la nuque, de la tête, et de la zone laryngée.

∇ Elixiflor n° 6

Bourrache (*Borago officinalis*), Cayenne (*Capsicum annuum*), Charme (*Carpinus betulus*), Genêt (*Cytisus scoparius*), Ronce sauvage (*Rubus fructicosus*).

Signes de dysharmonie : Inertie, passivité, stagnation, pessimisme, découragement, chagrin, lassitude.
Eveil de potentialités : Apporte motivation, foi, enthousiasme, courage, capacité d'entreprise, mise en action, concrétisation.
Ce complexe, lié à la volonté, est recommandé à eux qui manquent de ténacité, de persévérance ou font preuve de pessimisme. Il convient aux situations de tristesse ou d'accablement, lorsque se manifeste une sensation de lourdeur au niveau du cœur et de la zone thoracique. Il apporte ses qualités de vitalité et aide à surmonter les fatigues physiques et psychiques. Il permet d'appréhender les obstacles de manière positive.

∇ Elixiflor n° 7
Achillée blanche (*Achillea millefolium*), Ail sauvage (*Allium sativum*), Amarante (*Amarantus hypochondriacus*), Millepertuis (*Hypericum perforatum*), Pensée (*Viola tricolor*).
Signes de dysharmonie : Vulnérabilité, fragilité, manque de protection.
Eveil de potentialités : Apporte résistance, immunité psychique, protection.
Ce complexe s'adresse aux personnes qui se sentent trop vulnérables ou trop sensibles aux influences environnementales négatives ou perturbées. Il est conseillé pour de nombreux troubles métaboliques et immunitaires, d'origine psychosomatique. Il est bénéfique dans les situations d'énurésie (incontinence). Il est recommandé dans les situations de groupe ou familiales perturbées, lorsqu'on se sent attaqué et déstabilisé. De plus, il est conseillé aux personnes qui travaillent devant un écran d'ordinateur ou qui sont exposées aux radiations de toutes sortes.

∇ Elixiflor n° 8

Cognassier (*Cydonia oblonga*), Courgette (*Cucurbita pepo*), Grenadier (*Punica granatum*), Myosotis (*Myosotis sylvatica*), Pastèque (*Citrullus vulgaris*).

Signes de dysharmonie : Stress de la grossesse.

Eveil de potentialités : Permet une grossesse harmonieuse en apportant équilibre émotionnel, vitalité, épanouissement de la féminité.

Ce complexe accroît le lien entre la future mère et son enfant. Il apporte aussi équilibre et harmonie lorsque la femme éprouve des difficultés à faire un choix pour exprimer sa créativité au sein de sa famille ou dans le monde du travail.

∇ Elixiflor n° 9

Basilic (*Ocymum basilicum*), Bétoine (*Stachys officinalis*), Hibiscus (*Hibiscus sabdariffa*), Pommier (*Malus sp.*), Mimulus orangé (*Mimulus auriantacus*).

Signes de dysharmonie : Libido et sexualité difficile.

Eveil de potentialités : Permet de retrouver une sexualité harmonieuse et équilibrée, facilite l'expression des sentiments amoureux dans la relation sexuelle.

Ce complexe aide les couples à trouver l'origine des conflits. Il élimine les peurs liées à l'intimité et à la sexualité.

∇ Elixiflor n° 10

Bouton d'or (*Ranunculus acris*), Brunelle (*Prunella vulgaris*), Mélèze (*Larix decidua*), Orme (*Ulmus procera*), Tournesol (*Helianthus annuus*).

Signes de dysharmonie : Manque de confiance en soi, doute, peur de l'échec, autocensure. Apporte confiance en soi, estime de soi, spontanéité, expression créatrice.

Ce complexe est recommandé aux individus timides et réservés, qui ont un sentiment d'infériorité, qui hésitent, qui ont peur de l'échec et du ridicule. Il s'adresse aussi à ceux qui sont blessés ou diminués par leur incapacité à faire coïncider leur image personnelle avec les stéréotypes de notre société. Il est utile pour les personnes qui n'osent pas aller de l'avant, et qui, par manque de confiance, autocensurent leurs capacités créatrices.

∇ Elixiflor n° 11

Arnica (*Arnica montana*), Bourgeons de marronnier (*Aesculus hippocastanum*), Brunelle (*Prunella vulgaris*), Camomille (*Matricaria recutita*), Châtaignier (*Castanea sativa*), Ipomée (*Ipomea purpurea*).

Signes de dysharmonie : Dépendances physiques et psychiques, habitudes toxiques.

Eveil de potentialités : Permet la régénération en apportant vitalité et libération des habitudes toxiques telles que consommations de café, tabac, alcool, drogues.

Ce complexe équilibre la force vitale et tonifie le système nerveux. Il apaise durant les périodes de sevrage. Il est également conseillé à ceux qui ont des rythmes de vie décalés et irréguliers.

∇ Elixiflor n° 12

Aubépine (*Crataegus oxyacantha*), Bourrache (*Borago officinalis*), Cœur de Marie (*Dicentra spectabilis*), Etoile de Bethléem (*Ornithogalum umbellatum*), Saule (*Salix vitellina*).

Signes de dysharmonie : Séparation ou perte d'un être cher, rupture relationnelle.

Eveil de potentialités : Permet la libération des attachements émotionnels avec acceptation et courage.

Ce complexe apaise les stress émotionnels liés aux problèmes relationnels. Il soulage les peurs intenses, les crises, les angoisses liées à l'attachement. Il est conseillé aux personnes possessives ou dépendantes. Il réconforte ceux qui sont sous l'effet d'un choc, d'un traumatisme, d'une mauvaise nouvelle.

∇ Elixiflor n° 13

Coquelicot de Californie (*Eschscholzia californica*), Houx (*Ilex aquifolium*), Lotus (*Nelumbo nucifera*), Passiflore (*Passiflora incarnata*), Tilleul (*Tilia platyphyllos*).

Signes de dysharmonie : Colère, révolte, refus, jalousie, envie, violence.

Eveil de potentialités : Apporte harmonie intérieure, ouverture du cœur, compassion.

Ce complexe permet de surmonter tous les états négatifs, et favorise l'ouverture spirituelle, en apportant stabilité et sérénité. Il développe la réceptivité à l'amour. Il apporte chaleur à ceux qui ont un sentiment d'abandon, de solitude, et qui l'expriment par des états négatifs comme la colère, la jalousie, la haine, la méfiance, la violence...

∇ Elixiflor n° 14

Achillée blanche (*Achillea millefolium*), Aneth (*Anethum graveolens*), Ipomée (*Ipomea purpurea*), Maïs doux (*Zea mays*), Trèfle rouge (*Trifolium pratense*).

Signes de dysharmonie : Stress de la vie urbaine, rythme de vie trop rapide, confinement, désorientation, excès de stimuli.

Eveil de potentialités : Apporte équilibre, assimilation des expériences, protection, vitalité.

Ce complexe est recommandé aux personnes qui se sentent dépassées par un rythme de vie trop intense, aux citadins stressés, à ceux qui se sentent décalés, mal à l'aise, aliénés, perdus dans les villes. Il protège des agressions environnementales comme le bruit, la foule ou le confinement. Il est aussi utile à ceux qui perdent pied suite à une utilisation excessive de télévision, ordinateur ou jeu vidéo.

∇ Elixiflor n° 15

Calendula (*Calendula officinalis*), Chélidoine (*Chelidonium majus*), Cosmos (*Cosmos bipinnatus*), Gueule de Loup (*Antirrhinum majus*), Œillet d'Inde (*Tagetes patula*).
Signes de dysharmonie : Problèmes de communication, difficultés d'expression, incompréhension.
Eveil de potentialités : Apporte écoute, réceptivité, cordialité, compréhension, communication équilibrée.
Ce complexe favorise l'attention et la compréhension en augmentant la qualité d'écoute. Il est recommandé à ceux qui s'expriment en public, à ceux qui ont tendance à l'argumentation permanente, à ceux qui n'arrivent pas à synthétiser leurs pensées, qui font preuve d'incohérence verbale ou d'excitation.

∇ Elixiflor n° 16

Clématite (*Clematis vitalba*), Etoile de Bethléem (*Ornithogalum umbellatum*), Hélianthème (*Helianthemum nummularium*), Impatiente (*Impatiens glandulifera*), Prunus (*Prunus cerasifera*).
Ce complexe reprend la composition du Remède d'urgence du docteur Bach.
Signes de dysharmonie : Situation d'urgence, chocs, accidents, chutes, panique, désorientation, stress intenses.
Eveil de potentialités : Apporte calme, équilibre, stabilité, présence, courage.

Ce complexe apporte ses qualités d'apaisement et d'harmonisation dans les situations de surmenage ou d'urgence. Il permet de faire face à la douleur, avec calme et sérénité. Il permet également de surmonter les chocs énergétiques, les traumatismes physiques et émotionnels, les perturbations psychologiques importantes. Il peut être utilisé de façon préventive, avant un événement pour lequel on manifeste trac, anxiété, peur...

Répertoire des indications

Les élixirs floraux ne sont pas des remèdes anti-symptomatiques.
Les indications de maladies et symptômes physiques sont à considérer comme conséquences d'un état d'esprit dysharmonieux et la référence au remède correspondant vous aidera à mieux appréhender les processus par lesquels les désordres physiques se sont manifestés et les potentialités que ces remèdes peuvent réveiller.
Si vous avez un doute quant à votre état de santé, prenez conseil auprès d'un thérapeuthe.
Rappelez-vous q'un état d'esprit dysharmonieux met, en général, beaucoup de temps pour avoir des répercussions sur le plan physique. Mais quand il s'y manifeste, la matière étant dense par définition, il est moins facile de l'en déloger. Il est alors souvent nécessaire d'avoir recours à des thérapeutiques somatiques issues de la médecine conventionnelle

ou des médecines dites alternatives, ceci conjointement aux élixirs floraux qui corrigent le fond du problème.
Ne vous arrêtez pas à ces descriptions de troubles physiques, mais utilisez-les comme autant d'étapes qui vous mèneront vers le ou les remèdes adaptés à l'état que vous souhaitez améliorer.
Certains des termes utilisés dans cet index ne sont pas mentionnés dans la description des fleurs correspondantes. Il s'agit alors, soit de termes tirés de la bibliographie sur les élixirs floraux et proposés en complément d'information, soit de différentes manières d'exprimer une même idée, ceci pour élargir le champ de vos recherches.
Enfin, la liste des termes n'est pas exhaustive et, pour chacun, celle des fleurs peut sans aucun doute être allongée et étoffée. Par exemple, si nous évoquons l'insomnie (voir cette rubrique), les causes de celle-ci sont inombrables car chaque dysharmonie peut y conduire. Les fleurs mentionnées représentent néanmoins les aspects les plus fréquents d'insomnie mais d'autres élixirs de fleurs, que la présentation ne mentionne pas, peuvent conduire à sa disparition.
Ayez recours aux complexes thématiques (du type Elixiflor) aussi souvent que nécéssaire et notamment lorsque vous hésitez entre plusieurs remèdes ; leur rôle est d'offrir des associations d'élixirs ayant fait leurs preuves « sur le terrain ».

Abstinence : Aide à assumer une abstinence prolongée : *Bétoine.*

Accident : (voir « choc », « traumatismes »).

Acné : *Banane.*

Accompagnement des mourants : *Angélique, Mûre sauvage, Elixiflor n° 12.*

Accouchement : (voir grossesse).

Adaptation :
- Accroissement des facultés d'adaptation : *Bourgeons de marronnier.*

Adolescence : (voir « Passages » et «Enfant »).
- Rébellion de l'adolescence : *Saguaro.*
- Rapides transformations physiques et psychiques de l'adolescence : *Mauve, Amandier.*

Adversité :
- Déclarée : *Mountain pride, Elixiflor n° 13.*

Affection :
- Manque d'affection (notamment pendant la grossesse) : *Grenadier, Elixiflor n° 8.*
- Manque plus général : *Manzanita, Molène.*

Affirmation :
- Difficulté d'affirmation de soi : *Centaurée, Séquoia, Elixiflor n° 10*

- Affirmation disharmonieuse de soi : *Scarlet monkeyflower, Angélique.*
- Affirmation harmonieuse de soi au sein d'un groupe : *Trumpet vine, Elixiflor n° 10*

Agressivité :
- Par difficulté à exprimer ses sentiments : *Manzanita, Elixiflor n°13, n° 15.*
- Agressivité rentrée par crainte de conséquences sociales : *Scarlet monkeyflower.*

Allergie :
- *Abricot, Achillée.*
- Taches blanches de la peau : *Gueule de loup.*
- Autant physique que psychique : *Ortie.*
- Dûe à l'inquiétude : *Elixiflor n° 4.*
- Dûe à un problème relationnel : *Elixiflor n° 12.*
- Dûe au stress : *Elixiflor n° 14.*

Altruisme : *Trillium.*

Ame : Intensifie la vie de l'âme : *Armoise, Angélique. Elixiflor n° 4.*

Amélioration de l'état général : Par le mouvement et l'action : *Charme, Elixiflor n° 3, et 6.*

Amour :
- Manque d'amour (notamment pendant la grossesse) : *Grenadier.*
- Manque plus général : *Manzanita, Molène.*
- Universel : *Houx, Lotus, Passiflore.*

- Eveil du sentiment d'amour : *Tilleul.*
- *Elixiflor n° 8, n° 9.*

Amplificateur des remèdes vibratoires : *Cosmos, Lotus, Thym.*

Ancrage :
- Excessif dans le monde matériel : *Hound's Tongue, Trillium.*
- Après excès d'activités intellectuelles : *Capucine, Romarin, Elixiflor n° 4.*
- Rêveur : *Clématite.*
- Vit dans le passé : *Chèvrefeuille.*
- Ne se sent pas de ce monde (souvent suite à une naissance difficile) : *Eglantier, Shooting Star.*
- Ancrage difficile dans un nouveau milieu socio-culturel ou professionnel : *Pois de senteur.*
- Ancrage difficile dans son corps : *Romarin.*
- Ancrage excessif au matériel par peur de manquer : *Star Thistle.*

Angoisse :
- Extrême : *Châtaignier.*
- *Valériane, Elixiflor n° 16.*

Animaux : Les élixirs floraux sont d'une aide précieuse pour les animaux. De même que l'homme, l'animal est enclin à des variations émotionnelles. De même que l'homme, il peut être perturbé sur le plan énergétique ou atteint au niveau de son corps physique. Observez son comportement, voyez s'il réclame une grande attention (*Chicorée*), s'il se manifeste beaucoup, s'il est bruyant en même temps que craintif (*Gueule de loup*), s'il a subit un choc physique (*Arnica, Remède d'urgence*), un abandon, même provisoire (*Etoile de Behléem, Cœur de Marie, Chèvrefeuille*), s'il manifeste de la jalousie à l'égard d'un nouveau venu dans la famille, enfant ou nouvel animal (*Houx, Chicorée*)... Sur le plan pratique, vous pouvez mettre quelques gouttes d'Elixir ou de complexe d'élixir dans de l'eau de boisson ou dans l'alimentation et dans la gueule de l'animal s'il y a urgence.

Anxiété :
- Anxiété liée à des cristallisations émotionnelles : *Abricot.*
- Anxiété liée à des peurs d'origine inconsciente, des colères rentrées : *Ail.*
- Personnalités à tendance spasmophile : *Bottlebrush.*
- Détente générale du système nerveux : *Valériane.*
- *Elixiflor n° 1, n° 5, n° 6, n° 10.*

Apathie :
- Ne se sent pas de ce monde (souvent suite à une naissance difficile) : *Eglantier, Shooting Star.*

Appréhension : *Elixiflor n° 1.*

Aphrodisiaque : *Avocat, Grenade, Molène, Papaye, Pastèque, Pétunia.*

Apocalypse : Tendance à véhiculer des idées d'apocalypse : *Trèfle rouge.*
Elixir n° 14.

Artiste (Eveil des facultés artistiques): *Cœur de Marie, Iris.*

Ascétisme :
- Excessif : *Eau de roche.*
- Mal vécu : *Manzanita.*

Assimilation :
- De tous les nutriments : *Aneth, Bottlebrush, Brunelle, Cloche d'Irlande, Epicéa, Jasmin, Lotus, Mûre, Sauge, Glycine.*
- Des protéines : *Amarante, Elixiflor n°7.*
- Des expériences de la vie : *Aneth, Sauge.*
- Des minéraux dont le calcium et le phosphore : *Banane.*
- Assimilation difficile d'information : *Chélidoine, Elixiflor n°4.*
- Difficultés à trouver sa place sur terre et dans la vie : *Bistorte.*
- Incapacité à tirer leçon des expériences de la vie : *Bourgeons de marronnier.*

Asthme : *Ortie, Rhodendron, Yerba santa.*

Attention :
- Améliore l'attention : *Figuier.*
- Accapare l'attention : *Bruyère, Chicorée.*
- Egarement répété d'objets : *Figuier.*
- Manque d'attention : *Chélidoine, Clématite.*
- Attention superficielle : *Euphraise, Calendula, Bruyère, Œillet d'Inde, Impatiente.*
- Difficulté d'attention : *Romarin, Angélique.*
- *Elixiflor n° 4.*

Attitude positive : *Brunelle, Châtaignier, Elixiflor n° 3, n ° 6, n° 10.*

Austérité : *Epicéa, Eau de roche, Zinnia.*

Autisme : *Rose Mac Cartney, Angélique.*

Autoguérison : Augmentation des capacités d'autoguérison : *Brunelle, Pêcher, Rose Koenig van Danmark.*
- *Elixiflor n° 11, n° 13.*

Autoritarisme :
- Excessif : *Lis martagon.*
- Déplacé : *Saguaro.*

Autorité :
- Capacité à assumer une position d'autorité : *Mouron rouge, Saguaro.*
- Autorité équilibrée : *Tournesol, Elixiflor n° 10.*
- Rapport équilibré aux représentants de l'autorité:*Tournesol, Elixiflor n° 10.*
- Dirigisme excessif : *Vigne.*

Bains :
- De bouche : *Banane.*
- Oculaire : *Carotte sauvage.*

Bronches : *Cosmos, Elixiflor n° 15*

Cafeine : Excès de caféine : *Café.*

Calcium : Assimilation du calcium : *Banane.*

Calme :
- Dans une situation d'urgence : *Trèfle rouge, Angélique,*

Remède d'urgence.
- Renforce le calme intérieur : *Bruyère.*
- Calme au milieu d'une promiscuité pesante : *Maïs doux, Elixiflor n° 5, n° 14, n° 16.*

Capacités :
- Capacité d'adaptation : *Bourgeons de marronnier.*
- Capacité d'auto-guérison : *Brunelle, Elixiflor n° 11, n° 13.*
- Capacité réactionnelle augmentée : *Café.*
- Vit au-dessous de ses capacités générales : *Tanaisie, Elixiflor n° 10.*

Caresses : Harmonise l'échange de caresses : *Avocat, Elixiflor n° 9.*

Cauchemars : *Tremble, Myosotis, Amarante, Hélianthème, Millepertuis, Elixiflor n° 1, n° 5.*

Célibat : Aide à assumer le célibat : *Bétoine, Elixiflor n° 12.*

Césarienne : (voir grossesse).

Chagrin :
- Face aux épreuves répétées : *Bourrache.*
- Séparation, perte d'un être cher : *Cœur de Marie, Elixiflor n° 12.*
- Suite de choc : *Etoile de Bethléem, Elixiflor n° 16.*
- *Elixiflor n° 6.*

Changement : (voir « Passages »).

Chakra : (voir « Energie »)

Chaleur : Procure une grande chaleur intérieure : *Romarin, Angélique.*

Chant : *Chélidoine, Elixiflor n° 15.*

Charisme : *Dauphinelle, Vigne.*

Cheveux :
- Prévient la chute des cheveux : *Citron.*
- Revitalise le cuir chevelu : *Pamplemousse.*

Chimiothérapie : *Epicéa.*

Chiropraxie : *Avocat, Grande consoude, Figuier, Lilas, Pêche, Poire.*

Choc :
- Choc physique avec perturbation énergétique : *Arnica.*
- Choc avec contusion : *Pétunia.*
- Choc émotionnel : *Aubépine.*
- Choc physique, psychique ou spirituel : *Etoile de Béthléem, Remède d'urgence.*
- Choc récent ou ancien : *Arnica, Etoile de Béthléem, Remède d'urgence.*
- Choc mettant la vie en danger : *Etoile de Béthléem, Remède d'urgence, Angélique.*
- *Remède d'urgence, Elixiflor n° 16.*

Cicatrisation : *Pétunia.*

Circulation sanguine améliorée : *Romarin.*

Clarté :
- Quant à la part de ses responsabilités : *Pin, Hysope.*
- Clarté d'esprit : *Amarante, Aneth.*
- Clarté mentale : *Jasmin, Menthe pouliot, Mûre, Pâquerette.*
- Clarté dans l'élaboration d'un projet : *Molène.*
- *Elixiflor n° 4.*

Cœur :
- Régularisation du rythme cardiaque : *Valériane.*
- Troubles physiques : *Cœur de Marie, Cosmos.*
- Problèmes sentimentaux : *Cœur de Marie.*
- Ouverture du cœur : *Passiflore.*
- *Elixiflor n° 12, n° 13.*

Colère :
- Colère rentrée : *Ail, Scarlet Monkeyflower.*
- Colère facile : *Impatiente.*
- Colère de jalousie : *Houx, Chicorée.*
- *Elixiflor n° 5, n° 13.*

Côlon : *Jasmin.*

Colonne vertébrale :
- Tonifie la colonne vertébrale : *Carotte sauvage.*
- Soulage la colonne vertébrale : *Grande consoude.*
- Spécifique de la colonne vertébrale : *Lilas.*
- *Elixiflor n° 2.*

Communication :
- Communication non verbale : *Calendula, Rose Mac Cartney.*
- Semble enfermé dans sa tour d'ivoire faute de savoir partager ses qualités avec son entourage : *Violette d'eau.*

- Communication parents-enfants : *Zinnia.*
- Communication verbale difficile : *Calendula, Chélidoine, Cosmos.*
- Communication verbale excessive : *Gueule de loup.*
- Communication en général : *Elixiflor n° 15.*
- Troubles du langage : *Pétunia.*
- Voir « écoute ».

Compassion : *Bruyère, Calendula, Houx, Passiflore, Tournesol, Elixiflor n° 10, n° 13, n° 15.*

Comportements répétitifs : *Bourgeons de marronnier.*

Concentration : *Madia, Pâquerette, Elixiflor n° 4.*

Conciliation : Difficulté de conciliation : *Lis martagon.*

Conférencier : *Chélidoine, Cosmos.*

Confiance :
- Manque de confiance en soi : *Angélique, Bouton d'or, Brunelle, Madia, Plumbago, Séquoia.*
- Confiance face aux épreuves répétées : *Bourrache.*
- Manque de confiance en tout et en tous : *Gentiane.*
- Confiance par une meilleure connaissance de soi : *Buis, Angélique.*
- Confiance excessive en son propre jugement : *Hêtre.*
- Manque de confiance avec anticipation d'échec : *Mélèze.*
- Manque de confiance chez une personnalité fragile : *Muscade*, perturbée : *Angélique.*
- *Elixiflor n° 10.*

Conflit relationnel :
- Conflit relationnel en général : *Lavande.*
- Conflit relationnel familial : *Ortie.*
- Conflit relationnel au sein du couple : *Prickly Pear Cactus, Elixiflor n° 15.*

Confusion mentale :
- Confusion mentale générale : *Citron.*
- Par excès d'informations : *Mûre, Pâquerette, Shasta Daisy.*
- Dédoublement de la personalité : *Angélique.*
- *Elixiflor n° 4.*

Conscience : Conscience des messages du subconscient : *Chaparral.*

Contact avec les éléments naturels : *Capucine, Maïs doux, Elixiflor n° 14.*

Contraction musculaire : (voir « Muscles »), *Elixiflor n° 2.*

Contrariété : *Saule, Elixiflor n° 5.*

Contrôle :
- Contrôle des fonctions biologiques : *Figuier, Papaye, Rose koenig van Danmark, Angélique, Aubépine, Ipommée, Chaparral, Coton, Grande consoude, Lotus, Myosotis, Pétunia, Sanguinaire, Maïs doux, Séquoia.*
- Contrôle du poids : *Banane, Abricot.*

Convalescence : *Olivier, Elixiflor n° 3.*

Coopération : Accroît la volonté de coopérer : *Tiger Lily.*

Corps : Rejet du corps : *Manzanita.*

Couple :
- Difficulté d'expression au sein du couple : *Buis.*
- conflit au sein du couple : *Prickly Pear Cactus.*

Courage :
- Courage face à ses propres « démons » : *Black Eyed Susan.*
- Courage face aux épreuves répétées : *Bourrache.*
- Courage dans le suivi de son propre chemin : *Buis.*
- Courage en situation d'urgence : *Hélianthème.*
- Courage face à des adversaires déclarés : *Mountain Pride.*
- Courage dans un environnement socio professionnel difficile : *Pestemon.*
- *Elixiflor n° 1, n° 6, n° 12, n° 16.*

Crampes : *Valériane, Elixiflor n° 2.*

Cristallisation émotionnelle : *Abricot.*

Critique :
- Critiques incessantes : *Hêtre.*
- Autocritique excessive : *Hysope, Pin.*

Croissance : Troubles de la croissance : *Amandier.*

Culpabilité :
- Tendance à accuser l'autre ou les circonstances défavorables : *Saule.*
- Autoculpabilisation : *Hysope, Pin.*
- *Elixiflor n° 7, n° 10, n° 12, n° 13.*

Danse : *Iris.*

Décès : Perturbation à la suite d'un décès : *Aubépine, Cœur de Marie, Elixiflor n° 12.*

Découragement :
- Découragement face aux épreuves répétées : *Bourrache.*
- Découragement par incapacité à trouver sa voie : *Folle Avoine.*
- Découragement par anticipation d'échec : *Mélèze.*
- Découragement face à ses problèmes personnels ou à la dégradation de la situation mondiale : *Genêt.*
- Découragement se manifestant par un pessimisme permanent : *Gentiane.*
- *Elixiflor n° 4, n° 5, n° 6.*

Dents :
- Fortification de la sphère bucco-dentaire : *Banane, Gueule de loup, Manzanita, Pamplemousse.*
- Elimine la plaque dentaire et fortifie l'émail : *Citron.*

Dépendances toxiques (alcool, tabac, café...) : *Ipomée, Elixiflor n° 11.*

Dédain:
- Avec comportement dominateur : *Vigne.*
- Apparence de dédain : *Violette d'eau.*

Dépression :
- Dépression soudaine, profonde, passagère et sans cause apparente : *Moutarde.*
- Dépression passagère liée à un excès de travail et de res-

ponsabilités : *Orme.*
- Dépression à cause des épreuves répétées : *Bourrache.*
- Dépression par incapacité à trouver sa voie : *Folle avoine.*
- Dépression à cause de ses problèmes personnels ou de la dégradation de la situation mondiale : *Genêt.*
- Dépression liée à une grande tension intérieure : *Prunus.*
- *Elixiflor n° 6, n° 16.*

Déséquilibre :
- Déséquilibre psychique : *Amarante, Angélique.*
- Déséquilibre émotionnel par créativité étouffée : *Courgette.*
- *Elixiflor n° 7, n° 8.*

Désespoir :
- Désespoir intense : *Châtaignier.*
- Désespoir à cause de problèmes personnels ou de la dégradation de la situation mondiale : *Genêt.*
- Perte de l'espoir de guérir ou de trouver une issue heureuse à la situation en cours : *Ajonc.*
- *Elixiflor n° 16.*

Désintoxication : *Epicéa, Menthe poulliot, Pommier sauvage, Ipomée, Elixiflor n° 11.*

Désorientation : *Amarante, Elixiflor n° 7.*

Détachement émotionnel : *Aubépine, Elixiflor n° 12.*

Détail :
- Application dans le détail : *Madia.*
- Fixation sur des détails : *Pommier sauvage.*

Détente psychique : *Bruyère.*

Détoxination : *Avocat, Brunelle, Chaparral, Jasmin, Menthe poulliot, Pissenlit, Pommier sauvage, Elixiflor n° 11.*

Diète : *Brunelle, Elixiflor n° 11.*

Digestion lente : *Menthe proivrée, Elixiflor n° 4.*

Diriger : Capacité pour diriger : *Dauphinelle.*

Discernement des priorités : *Madia.*

Dispersion : *Pâquerette, Elixiflor n° 4.*

Divorce : (voir « Séparation »), *Elixiflor n° 12.*

Dogmatisme religieux : Peur d'un quelconque dogmatisme religieux : *Coton.*

Don : Incapacité à donner sans en attendre de contrepartie : *Star Thristle.*

Dos : « En avoir plein le dos » : *Lilas, Elixiflor n° 2.*

Douceur : Procure de la douceur dans une vie jalonnée de traumatismes : *Cornouiller.*

Doute :
- Doute de propre valeur : *Bouton d'or, Plumbago, Mélèze.*
- Doute de tout : *Gentiane.*
- Doute par instabilité : *Gravelle.*

- Doute passager lié à un coup de fatigue : *Orme.*
- *Elixiflor n° 4, n° 10.*

Echec : Anticipation répétitive de l'échec : *Mélèze, Elixiflor n° 10.*

Ecoute superficielle : *Bruyère, Calendula, Euphraise, Œillet d'Inde, Impatiente, Tournesol, Star Tulip, Elixiflor n° 15.*

Eczema : *Abricot, Banane.*

Effort intense : *Elixiflor n° 2.*

Egoïsme, egocentrisme : *Bruyère, Chicorée.*

Elimination des barrières aux remèdes vibratoires : *Ail, Café, Lotus, Pommier sauvuge.*

Emonctoires :
- Active les émonctoires : *Avocat.*
- Soutiennent les processus émonctoriels : *Brunelle, Pissenlit.*
- *Elixiflor n° 2, n° 11.*

Emotions :
- Emotions cristallisées dans les muscles : *Abricot, Pissenlit, Elixiflor n° 2.*
- Emotions réprimées par son milieu socio-culturel : *Fuschia.*
- Perturbations émotionnelles émanant de l'entourage : *Achillée rose.*
- Emotions douloureuses engrammées depuis la naissance ou pendant l'enfance : *Golden Ear Drops, Mariposa Lily.*
- Peut induire de fortes libérations émotionnelles : *Oranger.*

- Emotions bloquées par un environnement austère : *Rhododendron.*
- Colère rentrée : *Ail, Scarlet monkeyflower.*
- Canalise la libération des émotions : *Yerba santa.*
- Libère les émotions qui bloquent la cage thoracique : *Yerba santa.*
- Prise de conscience des émotions : *Oranger, Angélique.*

Endurcissement de la personalité : Lors d'une vie jalonnée de traumatismes : *Cornouiller.*

Energie :
- Dynamise le corps énergétique : *Brunelle.*
- Energie fluidifiée : *Cayenne, Cloche d'Irlande, Erable, Houblon, Pêcher, Lilas.*
- Assimilation des énergies environnantes : *Coton.*
- Energie distribuée vers les systèmes nerveux et circulatoire : *Glycine.*
- Meilleure localisation des points d'acupuncture : *Ipomée*
- Energie monopolisée par la digestion : *Menthe poivrée.*
- Dynamise l'énergie vitale et sa distribution : *Yerba santa, Houblon, Pêcher.*
- Harmonisation de tous les centres énergétiques majeurs : *Angélique, Armoise, Chaparral, Lotus, Lilas, Mouron rouge, Tournesol.*
- *Elixiflor n° 2, n° 4, n° 10.*

Enfant :

♦ **Nouveau-né :**
- Prématuré : *Mariposa lily, Shooting star.*
- Transition du monde intra-utérin au monde extérieur : *Noyer.*
- Choc de la naissance : *Etoile de Bethléem, Remède d'ur-*

gence, Elixiflor n° 16.
- Etablissement ou renforcement de la relation intime mère/enfant : *Tilleul, Elixiflor n° 8.*
- Incarnation paisible : *Romarin, Eglantier.*
- Séparation prématurée mère/enfant ou trop grande indifférence de la mère : *Mariposa Lily.*
- Allaitement impossible : *Mariposa Lily.*
- Enfant né faible et malade : *Eglantier.*
- Effraiement au moindre bruit, mouvement… : *Muscade.*
- Sommeil permanent, très peu de temps d'éveil ; se manifeste peu, même pour manger : *Clématite, Eglantier, Mariposa Lily.*

♦ **Enfance et adolescence :**
- Améliore le système endocrinien de l'enfant pendant la croissance : *Amandier.*
- Procure une grande chaleur nourricière : *Mariposa Lily.*
- Peur de s'endormir seul, peur du noir : *Millepertuis, Elixiflor n° 1.*
- Comportement excessif des enfants : *Pétunia, Elixiflor n° 4.*
- Eveil de l'enfant intérieur : *Zinnia.*
- Enurésie : *Millepertuis, Elixiflor n° 5.*
- Améliore la communication parents-enfants : *Zinnia.*
- Choc et accident : *Arnica, Remède d'urgence, Elixiflor n° 16.*
- Convalescence : *Brunelle, Olive, Eglantier, Elixiflor n° 3.*
- Enfant hypersensible à son environnement : *Achillée, Elixiflor n° 7.*
- Apaisement du système nerveux : *Camomille, Elixiflor n° 5.*
- Peur : voir ce terme.
- Terreurs nocturnes : *Hélianthème.*
- Demande excessive d'attention : *Chicorée, Mariposa Lily.*
- Aide à l'intégration sociale : *Mauve, Bouton d'or, Plumbago, Mélèze, Trumpet Vine, Violette.*

- Clarification et apaisement du mental : *Citronnier, Marronnier blanc* (voir cette rubrique).
- Harminisation de l'expression orale : *Cosmos* (introverti), *Gueule de loup* (extraverti), *Elixiflor n° 15.*
- Amélioration des facultés de mémorisation : *Myosotis, Elixir n° 4.*
- Fatigue, manque d'entrain les jours d'école, angoisse, mal-être la veille au soir : *Charme, Ipomée, Muscade, Elixiflor n° 3.*
- Gestion de toutes les « grandes 1ères fois » : voir « Passages ».
- Epanouissement artistique : *Iris.*
- Renforcement de l'immunité : voir cette rubrique, *Elixiflor n° 7.*
- Vaccins, antibiotiques : voir « Elimination des barrières aux remèdes vibratoires ».

Enurésie : *Millepertuis, Pissenlit, Elixir n° 5.*

Environnement :
- Perturbation environnementale : *Achillée blanche, Menthe poulliot.*
- Environnement austère : *Rhododendron, Elixir n° 14.*

Enthousiasme :
- Perte de l'enthousiasme accompagnant une chute de la vitalité : *Aloé vera.*
- Mode de vie déséquilibrée : *Ipomée.*
- Redonne de l'enthousiasme dans le processus du vieillissement : *Mauve.*
- Manque d'enthousiasme : *Charme, Eglantier.*
- Accroît l'enthousiasme d'un groupe autour d'un projet : *Molène.*
- Accroît l'enthousiasme en redonnant confiance en soi : *Mélèze.*

- Enthousiasme excessif au service d'un idéal : *Verveine.*
- *Elixiflor n° 3, n° 6, n° 10.*

Envie : Personnage envieux : *Houx, Saule, Chicorée, Elixiflor n° 13.*

Epilepsie : *Rose Mac Cartney.*

Epreuve : Acceptation de l'épreuve : *Ajonc, angélique, Elixirflor n° 6.*

Epuisement total : *Olivier, Elixiflor n° 3.*

Espoir : Espoir abandonné : *Ajonc, Elixiflor n° 6, n° 10.*

Estime de soi :
- Redonne l'estime de soi : *Bouton d'or*
- Egocentrisme excessif : *Bruyère*
- Estime de soi intériorisée, mais apparente : *Violette d'eau, Elixiflor n° 10.*

Estomac : *Loquat.*

Evolution :
- Evolution personnelle et spirituelle : *Black Eyed Susan.*
- Cap difficile à franchir dans son évolution : *Noyer, Sage Brush, Cayenne.*
- Attachement à des valeurs dépassées : *Epilobe.*

Examens : *Citron, Grande consoude, Mélèze, Marronnier blanc, Orme, Menthe poivrée, Elixiflor n° 4, n° 10...* et bien d'autres (voir « Anxiété », « Attention », « Communication »,

« Confiance », « Doute », « Emotions », « Expression », « Léthargie », « Lucidité », « Mental », « Paix », « Pensées », « Peurs », « Psychisme », « Sensibilité », « Stress », « Tensions », « Vitalité », « Volonté », « Yeux »).

Expériences :

- Aident à tirer leçon des expériences de la vie : *Bourgeon de marronnier, Mountain Pride, Sauge.*
- Permet d'aller jusqu'au bout de l'expérience en cours : *Bourgeon de marronnier.*
- Aide à mieux gérer les expériences supraconscientes : *Millepertuis.*
- *Elixiflor n° 7.*

Expression :

- Difficulté d'expression en couple ou en groupe : *Buis.*
- Expression verbale difficile : *Cosmos* (personnage introverti), *Gueule de loup* (extraverti), *Trumpet Vine.*
- Trouble des organes et centres y participant : *Gueule de loup.*
- *Elixiflor n° 15.*

Exubérance :

Exutoire à la répression émotionnelle issue de son éducation et de son milieu socio-culturel : *Fuschia.*

Fanatisme : *Verveine.*

Fatalisme : *Ajonc, Elixiflor n° 6.*

Fatigue :

- Fatigue après les repas : *Menthe poivrée.*
- Grande fatigue : *Olivier.*

- Fatigue psychique : *Capucine, Charme, Menthe poivrée.*
- Fatigue nerveuse et musculaire : *Grande consoude.*
- Tous types de fatigues : *Elixiflor n° 3.*

Femme :
- Equilibre entre vie socio-professionnelle et vie familiale : *Cognassier, Grenadier.*
- Femme élevant seule son enfant : *Cognassier.*
- Créativité refoulée : *Courgette.*
- Ménopause : *Lis martagon.*
- Voir « grossesse ».
- *Elixiflor n° 8.*

Féminité :
- Renforce la polarité féminine autant chez l'homme que chez la femme : *Cognassier, Star Tulip.*
- Rejet de sa féminité : *Grenadier, Star Tulip.*
- *Elixiflor n° 8.*

Fertilité :
- Accroissement de la fertilité : *Armoise, Cloche d'Irlande, Courgette.*
- Contrôle de la fertilité : *Figuier.*
- Fertilité régularisée : *Grenadier, Pastèque.*
- *Elixiflor n° 8.*

Fête : Sens de la fête : *Zinnia.*

Fierté :
- Fierté extériorisée : *Vigne.*
- Fierté intériorisée, mais apparente : *Violette d'eau.*

Foie : *Ail, Elixiflor n° 1, n° 7.*

Force :
- Force communicative : *Violette d'eau.*
- Force face à ses propres « démons » : *Black Eyed Susan.*
- Force face à des adversaires déclarés : *Mountain Pride.*
- Force dans un environnement professionnel et socio-culturel difficile : *Penstemon.*

Fragilité :
- Personnalité fragile : *Muscade.*
- Fragilité face à l'environnement : *Séquoia.*
- *Elixiflor n° 6, n°10.*

Frilosité : *Romarin*

Frustration : *Armoise, Folle Avoine, Elixiflor n° 13.*

Gaieté :
- Gaieté retrouvée après libération des cristallisations émotionnelles : *Abricot.*
- Gaieté apparente pour cacher une souffrance intérieure : *Aigremoine.*
- Gaieté de « l'enfant intérieur » : *Zinnia.*

Glycémie : *Abricot, Banane.*

Gorge : *Cosmos, Jasmin, Elixiflor n° 15.*

Grossesse :
- Harmonisation de la créativité durant la grossesse : *Courgette, Grenadier, Elixiflor n°8.*

- Harmonisation de la relation mère-enfant : *Mariposa Lily, Myosotis, Tilleul, Elixiflor n° 8.*
- Protection contre les pollutions électriques ou électromagnétiques : *Achillée blanche, Elixiflor n° 7.*
- Adaptation à l'arrivée de l'enfant (notamment le 1er) : voir « Passages ».
- Renforcement de la cohésion mère-enfant-père : *Pastèque.*
- Harmonisation générale de la grossesse : *Pastèque.*
- Rejet de son corps pendant la grossesse : *Manzanita.*
- Stress de la grossesse : *Elixiflor n° 8, Remède d'urgence.*
- Equilibre nutritionnel : voir « Assimilation ».
- Entourage chargé de pensées négatives pesantes et imprégnantes : *Menthe poulliot, Achillée rose.*

♦ **Accouchement**

Probabilité d'accouchement difficile ou simple prévention : *Remède d'urgence* ou *Elixiflor n° 16*, les 3 jours qui précèdent l'accouchement, pendant l'accouchement et les 2 jours qui y font suite, aussi souvent que vous en sentez le besoin (le père est tout autant concerné que la mère).

- Césarienne : *Mariposa Lily, Shooting Star.*
- Séparation mère-enfant au moment de la naissance : *Mariposa Lily.*
- Choc du travail : *Arnica, Remède d'urgence, Elixiflor n° 16.*
- Courage et force morale en situation difficile : *Hélianthème* , *Elixiflor n° 16.*
- Accouchement long et difficile : *Olive, Bourrache, Elixiflor n° 3, n° 6.*
- Allaitement harmonieux (dès l'accouchement) : *Camomille, Elixiflor n° 5.*

Groupe :

- Difficulté d'expression au sein du groupe : *Buis, Elixiflor*

n° 4, n° 10, n° 15.
- Harmonisation du travail de groupe : *Caroube.*
- Groupe mobilisé autour d'un projet : *Molène.*
- Compétence et volonté au service du groupe : *Quaking Grass.*
- Amélioration de l'intégration et de l'expression au sein du groupe : *Trumpet Vine, Violette.*

Guérison : Accroissement des capacités d'auto guérison : *Brunelle, Pêcher, Rose koenig van Danmark, Elixiflor n° 3.*

Habitudes de vie :
- Habitudes toxiques : *Ipomée, Elixiflor n° 11.*
- Habitudes sclérosantes : *Sagebrush.*

Haine :
- Haine exprimée : *Houx.*
- Haine cachée : *Saule, Elixiflor n° 13.*

Harmonie : Harmonie patient-thérapeuthe : *Avocat, Erable.*

Hauteur : Prendre de la hauteur : *Maïs doux, Elixiflor n° 14.*

Humeur :
- Sautes d'humeur : *Abricot, Avocat, Banane, Camomille, Gravelle, Elixiflor n° 5.*
- Redonne bonne humeur quand on cache son mal être : *Aigremoine.*
- Donne l'humeur joueuse : *Zinnia.*
- Purifient les humeurs (sang, lymphe...) : *Avocat, Citron, Jasmin.*

Humilité : *Pâquerette, Tournesol, Elixiflor n° 4, n° 10.*

Humour : Redonnent de l'humour : *Citron, Sauge, Zinnia.*

Hystérie collective : *Trèfle rouge, Elixiflor n° 1, n° 14.*

Idéalisme excessif : *Verveine, Elixiflor n° 12*

Identité : Relie à son identité véritable : *Buis, Angélique.*

Image de soi : Mauvaise image de soi : *Bouton d'or, Elixiflor n° 10.*

Immobilisme : *Cayenne, Elixiflor n° 3, n° 6.*

Immunité : *Achillée, Aloé vera, Amarante, Jasmin, Maïs doux, Pensée sauvage, Elixiflor n° 7.*

Impasse : Angoisse profonde par la sensation d'être dans une impasse : *Châtaignier, Angélique, Elixiflor n° 11, n° 16.*

Impatience : *Impatiente, Elixiflor n° 5, n° 16.*

Impureté : Sensation d'impureté : *Pommier sauvage.*

Inattention : voir « attention ».

Inconstance : *Plumbago, Angélique.*

Indécision : *Café, Cayenne, Folle Avoine, Gravelle, Elixiflor n° 6.*

Individualité renforcée : *Centaurée.*

Inertie : (voir « léthargie »).
- Par pensées multiples et confuses : *Mûre sauvage.*
- *Cayenne.*
- *Elixiflor n° 6.*

Inflammation : *Abricot, Ortie.*

Influençabilité :
- Influençabilité par faiblesse de caractère : *Centaurée.*
- Influençabilité par indécision quant à la voie à suivre : *Folle Avoine.*
- Influencé par les personnalités qu'il côtoie à défaut d'avoir posé la sienne : *Plumbago.*

Inquiétude :
- Pour les proches : *Marronnier rouge.*
- Inquiétude irraisonnée : *Elixiflor n° 16.*

Insatisfaction : *Folle Avoine, Pin, Saule, Elixiflor n° 3.*

Insectes : *Ail, Elixiflor n° 7.*

Insécurité :
- Fort sentiment d'insécurite : *Tremble, Trèfle rouge.*
- Peurs multiples du quotidien : *Muscade.*
- *Elixiflor n° 7.*

Insomnie :
- Insomnie avec rêves agités : *Chaparral, Elixiflor n° 5*
- Insomnie légère : *Lavande, Elixiflor n° 3.*
- Insomnie avec cauchemars : *Myosotis, Elixiflor n° 5.*
- Insomnie par hyper idéation mentale : *Marronnier blanc,*

Elixiflor n° 5.
- Insomnie liée à une vie trop active : *Elixiflor n° 5.*

Insouciance apparente : *Aigremoine.*

Inspiration artistique : *Iris.*

Instabilité : *Camomille, Gravelle, Angélique, Elixiflor n° 5*

Intention :
- Pureté d'intention : *Deer Brush.*
- Finesse de jugement sur les intentions d'autrui : *Oregon Grape.*

Intolérance : *Hêtre, Impatiente, Elixiflor n° 16.*

Introversion : *Cosmos, Rose Mac Cartney, Elixiflor n° 10.*

Intuition : *Pensée sauvage, Plumbago.*

Irritabilité : *Impatiente, Lavande, Elixiflor n° 5.*

Isolement : (voir « ancrage »).
- Besoin fréquent de s'isoler : *Mouron rouge.*
- Risque de s'isoler dans son attitude critique permanente : *Hêtre.*
- Pendant la grossesse : *Grenadier, Tilleul.*
- Sentiment d'isolement : *Angélique,*
- *Elixiflor n° 8.*

Jalousie :
- Jalousie exprimée : *Houx.*

- Jalousie cachée : *Saule.*
- Troubles sentimentaux divers : *Cœur de Marie.*
- *Elixiflor n° 13.*

Jeûne : *Brunelle, Elixiflor n° 2, n° 3.*

Joie de vivre :
- Redonne la joie de vivre le présent : *Chèvrefeuille.*
- Eveille l'étincelle spirituelle : *Jasmin.*
- Eveille l'enfant intérieur : *Zinnia.*
- Restaure la joie de vivre au cours du vieillissement : *Amandier.*

Jugement :
- Jugement permanent de l'autre : *Hêtre.*
- Finesse de jugement : *Oregon Grape.*

Langage non verbal : Accroissent la compréhension du langage non verbal : *Calendula, Rose Mac Cartney, Elixiflor n° 15.*

Lassitude :
- Lassitude par défaut de motivations : *Charme.*
- Lassitude par difficulté d'incarnation : *Eglantier.*
- Lassitude « naturelle » : *Gentiane.*
- *Elixiflor n° 3, n° 6.*

Léthargie :
- Léthargie par prédominance des activités intellectuelles : *Capucine, Menthe poivrée.*
- Léthargie par défaut de motivation : *Charme.*
- Léthargie par pensées multiples et confuses : *Mûre sauvage.*
- *Elixiflor n° 3, n° 4.*

Loisirs : Considérés comme temps perdu : *Chêne.*

Lucidité :
- Lucidité devant ses propres « démons » : *Black eyed Susan.*
- Lucidité en situation d'urgence : *Hélianthème, Trèfle rouge, Angélique, Elixiflor n° 14.*
- Lucidité sur la part de ses responsabilités : *Hysope, Pin.*

Machisme : Tendance au machisme : *Lis martagon.*

Mâchoire : *Banane.*

Maîtrise des pulsions animales : *California, Pitcher Plant.*

Mal :
- Mal des transports : *Loquat.*
- Mal être caché : *Aigremoine.*
- Mal de tête par hyper idéation mentale : *Marronnier blanc, Elixiflor n° 4.*
- Mal de tête par tensions du crâne et du visage : *Pamplemousse, Elixiflor n° 2.*

Maladresse : *Amarante, Elixiflor n° 7.*

Maniaquerie : *Pommier sauvage.*

Marginalité : *Pois de senteur.*

Masculinité :
- Masculinité harmonisée : *Tournesol, Elixiflor n° 10.*
- Masculinité mal gérée : *Lis martagon.*
- Masculinité excessive : *Star Tulip, Tiger Lily.*

- Réconciliation avec l'image du père : *Tournesol, Mouron rouge, Saguaro, Gaillet, Elixiflor n° 10.*

Mécontentement : Mécontentement permanent : *Gentiane.*

Méditation : *Camomille, Figuier, Jonquille, Lotus, Sanguinaire, Angélique.*
- Accroissement des facultés d'autoguérison par la méditation : *Rose koenig van Danmark, Elixiflor n° 5.*

Méfiance : *Houx, Elixiflor n° 13.*

Mélancolie :
- Mélancolie soudaine, profonde, passagère et sans cause apparente : *Moutarde.*
- Pessimisme général : *Gentiane.*
- *Elixiflor n° 6.*

Mémoire :
- Troubles de la mémoire : *Chaparral, Romarin.*
- Accroissement des facultés mémorielles : *Myosotis, Elixiflor n° 4.*

Ménopause : *Lis martagon.*

Menstruations : *Grenadier, Elixiflor n° 8.*

Mental :
- Accroissement de la dynamique mentale et des facultés de synthèse : *Mûre sauvage, Pâquerette, Shasta Daisy, Elixiflor n° 4.*
- Hyperactivité : *Carotte sauvage, Capucine, Citron, Gentiane, Elixiflor n° 4.*

- Mental spiritualisé : *Carotte sauvage, Angélique.*
- Mental clarifié : *Jasmin, Menthe poulliot, Plumbago, Elixiflor n° 4.*
- Mental renforcé : *Marronnier blanc, Angélique.*
- Confusion mentale par pensées multiples et désordonnées : *Mûre sauvage, Pâquerette, Shasta Daisy, Elixiflor n° 4.*
- Mental assoupli : *Poirier, Elixiflor n° 2.*
- Bavardage mental incessant : *Marronnier blanc, Elixiflor n° 4.*
- Accroissement des capacités à sélectionner les priorités : *Pétunia, Elixiflor n° 4.*
- Léthargie après une longue période de travail intellectuel: *Romarin.*

Mépris : *Houx, Elixiflor n°13.*

Migraine : (voir « mal », « mental »).

Minéraux : Assimilation des minéraux : *Banane.*

Morosité : *Eglantier, Elixiflor n° 3.*

Motivation :
- Motivation profonde à guérir : *Brunelle.*
- Motivation dans son quotidien : *Charme.*
- Défaut de motivation pour la vie : *Eglantier.*
- *Elixiflor n° 3.*

Mucosités : Régularisation du taux des mucosités : *Jasmin.*

Muqueuses :
- Protection des muqueuses : *Jasmin.*
- Réactions allergiques des muqueuses : *Ortie.*

Muscles :
- Cristallisation émotionnelle dans les muscles : *Abricot.*
- Renforcement et assouplissement des tissus musculaires: *Bottlebrush, Grande consoude, Poirier.*
- Tension musculaire : *Pamplemousse.*
- Tension musculaire par colère rentrée : *Scarlet Monkeyflower.*
- Problèmes ostéomusculaires : *Pêcher.*
- Tension musculaire d'ordre psychique : *Pissenlit.*
- Contractions musculaires en général : *Elixiflor n° 2.*
- Assouplissement du dos : *Lilas.*

Musicien : *Cœur de Marie, Elixiflor n° 12.*

Naissance : (voir grossesse).

Nature : Harmonisation aux éléments naturels : *Coquelicot de Californie, Maïs doux, Elixiflor n° 14.*

Nausées : *Loquat.*

Négativisme :
- Cumul de sentiments négatifs non exprimés (rancune, rancœur, jalousie, envie, etc...) : *Saule.*
- Sentiments négatifs exprimés (rancune, rancœur, jalousie, envie, etc...) : *Houx.*
- Négativisme ambiant ou dirigé contre soi : *Menthe poulliot, Mountain Pennyroyal, Mountain Pride.*
- *Cerisier, Chicorée, Eglantier, Gentiane, Hêtre, Elixiflor n° 13.*

Nerfs :
- Epuisement du système nerveux sympathique : *Café.*
- Grand apaisement du système nerveux : *Camomille, Valériane.*

- Régénérescence du système nerveux : *Grande consoude.*
- Réharmonisant général du système nerveux : *Lavande.*
- Extrême tension du système nerveux : *Prunus.*
- Nervosité par sommeil agité : *Chaparral.*
- *Elixiflor n° 2, n° 5.*

Nostalgie : *Chèvrefeuille, Elixiflor n° 5.*

Observation : Accroissement de la dynamique d'observation : *Bourgeons de marronnier.*

Ordinateurs : *Achillée blanche, Elixiflor n° 7.*

Oreilles : Troubles des oreilles : *Œillet d'Inde.*

Organes d'élimination : (voir « Emonctoires »).

Orgueil : (voir « Personnalité »).

Os : (voir « Structure osseuse »).

Ostéopathie : *Bourrache, Grande Consoude, Lilas, Pêcher, Pamplemousse, Poire, Tournesol, Elixiflor n° 2, n° 6, n° 10, n° 12.*

Paix :
- Procure une très grande paix : *Romarin, Angélique.*
- Restaure la paix intérieure quand on cache son mal être : *Aigremoine.*

Pancréas : *Pois de senteur.*

Panique :
- En situation d'urgence : *Hélianthème, Trèfle rouge.*
- *Elixiflor n° 1, n° 14, n° 16.*

Paranoïa : *Armoise.*

Parasites : *Ail, Elixiflor n° 7.*

Pardon : Difficulté à pardonner : *Chicorée.*

Paresse : *Tanaisie, Elixiflor n° 3.*

Passage :
- Difficulté de passage à l'acte par paresse et léthargie : *Tanaisie.*
- Gestion de tous les passages importants de la vie : *Noyer, Cayenne, Sagebrush, Angélique, Elixiflor n° 5.*

Passé :
- Vit dans le passé : *Chèvrefeuille.*
- Passé idéalisé : *Chèvrefeuille.*

Passivité : *Elixiflor n° 6.*

Peau : *Aloe véra, Banane, Pêcher.*
- Allergie cutanée : *Gueule de loup, Ortie.*
- Cicatrisation : *Pétunia.*
- *Elixiflor n° 4, n° 15.*

Pensée :
- Prise de conscience de la force de la pensée : *Saule, Elixiflor n° 12.*
- Pensées créatrices : *Marronnier blanc, Sanguinaire,*

Elixiflor n° 4.
- Pensées importunes : *Marronnier blanc, Elixiflor n° 4.*
- Sensibilité aux pensées négatives : *Menthe poulliot, Mountain Pennyroyal.*
- Pensées négatives dirigées contre soi : *Menthe poulliot, Mountain pennyroyal, Mountain pride.*
- Pensées stabilisées et clarifiées : *Mûre sauvage.*
- Pensées confuses : *Citron.*

Perception subtile : *Armoise.*

Père : Réharmonisation à l'image du père : *Gaillet, Mouron rouge, Tournesol, Saguaro, Elixiflor n° 10.*

Persévérance :
- Persévérance dans la poursuite de son propre chemin : *Buis.*
- Persévérance dans la recherche des aspects positifs de la vie : *Gentiane, Elixiflor n° 4.*
- Persévérance au service d'une activité créatrice : *Indian Paintbrush.*
- Persévérance au service d'un projet : *Molène.*

Personnalité :
- Personnalité orgueilleuse : *Tournesol, Vigne, Violette d'eau, Elixiflor n° 10.*
- Personnalité évoluée et trouvant difficilement un mode de communication avec son entourage : *Violette d'eau.*
- Personnalité fragile : *Muscade.*
- Elimination des masques de la personnalité : *Oignon.*
- Personnalité endurcie par de multiples traumatismes : *Cornouiller.*
- Personnalité harmonisée à l'individualité : *Jonquille,*

Molène, Papaye, Pissenlit, Sanguinaire, Elixiflor n° 1.
- Personnalité changeante : *Plumbago.*
- Dédoublement de la personnalité : *Angélique.*

Perte d'un être cher : *Cœur de Marie, Elixiflor n° 13.*

Perturbation énergétique : (voir « choc »).
- Suite de choc physique : *Arnica.*
- Environnementale : *Achillée blanche.*
- *Elixiflor n° 16.*

Pessimisme : (voir « négativisme »).
- Pessimisme « naturel » : *Gentiane.*
- Pessimisme lié à sa situation personnelle ou aux difficultés de la situaion mondiale : *Genêt.*
- *Elixiflor n° 5.*

Peurs :
- Peurs liées à des images et sensations vagues mais, parfois terrifiantes : *Tremble.*
- Peur d'échouer dans l'accomplissement de son idéal : *Verveine.*
- Peur cachée, peur inconsciente mais pesant sur le quotidien : *Ail.*
- Peur du vieillissement : *Amandier, Mauve.*
- Peur pour les proches : *Marronnier rouge.*
- Peur de fouiller dans ses propres profondeurs : *Black Eyed Susan.*
- Peurs de tous ordres, récentes ou anciennes, conscientes ou non : *Millepertuis, Angélique.*
- Peur d'origine connue, du quotidien : *Muscade.*
- Peur de manquer sur le plan matériel : *Star Thistle.*

- Peur de commettre un acte extrême, de perdre le contrôle de soi : *Prunus.*
- Peur enfouie dans le subconscient : *Figuier, Angélique.*
- Peur somatisée au niveau de l'estomac : *Loquat, Ail, Scarlet Monkeyflower.*
- Peur nerveuse d'origine inconsciente : *Ail.*
- Peur de s'endormir seul, peur du noir : *Millepertuis.*
- Peur anticipée de l'echec : *Mélèze.*
- Peurs liées à la sexualité : voir « sexualité ».
- *Elixiflor n° 1, n° 5, n° 9, n° 10, n° 12, n° 16.*

Phosphore : Assimilation du phosphore : *Banane.*

Plantes : Chaque plante peut recevoir l'élixir des fleurs auxquelles elle donne naissance ou, à défaut, celui des fleurs de sa famille botanique. En dehors de cela, voici quelques indications :
- Rempotage, élagage, gel : *Remède d'urgence, Elixiflor n° 16.*
- Perturbations électriques et électromagnétiques : *Achillée blanche, Elixiflor n° 7.*
- Parasites : *Pommier sauvage, Ail, Elixiflor n°7.*
- Difficultés d'adaptation à un nouvel environnement : *Noyer, Chèvrefeuille.*
- Nécessité de beaucoup d'entretien : *Chicorée.*
- Vitalité : voir « Assimilation » et « Minéraux ».

Sur le plan pratique, vous pouvez mettre quelques gouttes d'élixir ou d'un complexe d'élixirs de votre préparation dans l'eau d'arrosage ou dans un vaporisateur.

Plexus solaire : Tensions somatisées au niveau du plexus solaire : *Ail, Scarlet Monkeyflower, Loquat, Elixiflor n° 7.*

Poids : Contrôle du poids : *Abricot, Banane.*

Pollution :
- Environnementale : *Achillée Blanche.*
- Liée à un mode de vie déséquilibré : *Ipomée.*
- *Elixiflor n° 7.*

Possessivité : *Chicorée, Houx, Elixiflor n° 13.*

Potentialité : Eveil et révélation des potentialités : *Jonquille, Elixiflor n° 4.*

Poumons : (voir « respiration »), poumons libérés des mucosités : *Jasmin.*

Précipitation : *Impatiente, Elixiflor n° 16.*

Prématuré : (voir « grossesse »)

Procréation : Procréation harmonisée de la fertilité à l'accouchement : *Pastèque, Elixiflor n° 8.*

Projection :
Projection mentale du pire pour les proches : *Marronnier rouge.*

Projet :
- Impossibilité à bâtir un projet par pensées multiples et confuses : *Mûre sauvage.*
- Vit à côté de ses projets : *Noyer.*
- Clarifient l'élaboration des projets : *Gaillet, Pâquerette, Maïs doux, Elixiflor n° 4, n° 14.*

- Favorise l'accomplissement des projets : *Madia.*
- Réunit les deux paramètres précédents : *Molène.*

Propreté : Névrose de la propreté : *Pommier sauvage.*

Protéine : Assimilation des protéines : *Amarante, Jasmin.*

Psychisme :
- Refoulements intenses du psychisme : *Oranger.*
- Toxines psychiques affleurant la conscience : *Chaparral.*
- Psychisme perturbé par des images et sensations fortes mais indéfinissables : *Tremble.*
- Psychisme épuisé par un excès d'activités intellectuelles: *Menthe poivrée, Elixiflor n° 4.*
- Fixation névrotique sur des détails parfois en rapport avec l'apparence physique : *Pommier sauvage.*
- Autisme : *Rose Mac Cartney, Angélique.*
- Epilepsie : *Rose Mac Cartney, Angélique.*
- Amélioration des facultés psychiques : *Rose verte, Millepertuis, Elixiflor n° 5, n° 7.*
- Psychisme perturbé durant la grossesse : *Tilleul, Elixiflor n° 13.*
- Psychisme perturbé par une promiscuité pesante : *Maïs doux, Elixiflor n° 14.*
- Psychisme destabilisé par des expériences mystiques intenses : *Passiflore, Elixiflor n° 5.*

Psychothérapie :
- Psychothérapie progressive : *Oignon.*
- Remède conseillé conjointement à une psychothérapie : *Oranger.*

Pulsions : Maîtrise des pulsions animales : *California*

Pitcher Plant.

Rachis : (voir colonne vertébrale).

Racines : (voir « ancrage »).
- Quête de nouvelles racines : *Pois de senteur, Rose Mac Cartney, Angélique.*
- Racines familiales et culturelles vécues comme des entraves : *Saguaro.*

Radioactivité : *Achillée blanche, Elixiflor n° 7.*

Radiothérapie : *Epicéa.*

Rancœur, rancune :
- Rancœur ou rancune exprimée : *Houx.*
- Rancœur ou rancune cachée : *Saule,*
- *Elixiflor n° 12, n° 13.*

Rate : *Maïs doux, Madia, Elixiflor n° 14.*

Réactions :
- Réactions bloquées ou incontrôlées : *Hélianthème,*
- *Elixiflor n° 1.*

Refoulement du subconscient : *Black Eyed Susan.*

Regrets : *Chèvrefeuille, Elixiflor n° 6.*

Reins : *Avocat.*

Relations : (voir « communication »).

- Harmonisation des conflits relationnels récents ou anciens : *Lavande, Elixiflor n° 5.*
- Relations sociales harmonisées : *Maïs doux, Elixiflor n° 14.*
- Relations familiales harmonisées : *Ortie.*
- Relations de couple harmonisées : *Prickly Pear Cactus.*
- Relations parents-enfants harmonisées : *Zinnia.*
- Relations mère-enfant harmonisées : *Tilleul, Elixiflor n° 13.*
- Meilleures relations de l'homme à la femme : *Banane.*
- Amélioration des relations sociales et sentimentales : *Calendula, Papaye, Deerbrush.*
-Amélioration des relations patient-praticien : *Avocat, Erable.*
- Amélioration générale des relations interpersonnelles : *Scarlet monkeyflower.*

Repos : Personnage prenant peu de repos : *Chêne, Menthe poulliot.*

Résignation : *Eglantier, Mélèze, Elixiflor n° 6.*

Respiration : Libère des émotions perturbant la respiration: *Rhododendron, Yerba santa.*

Responsabilité :
Tendance à se déresponsabiliser, à accuser l'autre ou les circonstances défavorables : *Saule,*
- *Elixiflor n° 12.*

Rêves :
- Refoulements psychiques libérés et conscientisés : *Oranger.*
- Rêves Perturbants, angoissants : *Tremble, Amarante.*

- Rêves agités : *Mouron rouge.*
- Rêves clarifiés : *Mûre sauvage,*
- *Elixiflor n° 5.*

Rêveurs : *Clématite*

Révélation : Aident à révéler la dysharmonie sous-jacente : *Houx* (personnages actifs, extravertis), *Folle Avoine* (personnages passifs introvertis).

Révolte : *Elixiflor n° 13.*

Rigidité : *Eau de roche, Epicéa, Vigne, Menthe poulliot.*

Rigorisme : Rigorisme excessif envers soi-même : *Eau de roche.*

Rire:
- Rire libérateur de tensions : *Sauge.*
- Rire spontané, naturel : *Zinnia.*

Routine : Routine excessive par défaut de motivations : *Charme.*
- *Elixiflor n° 3, n° 6.*

Rythme :
- Rythme interne très élevé : *Impatiente, Elixiflor n° 16.*
- Rythme de vie régularisé : *Ipomée, Elixiflor n° 3.*
- Rythme respiratoire relancé : *Rhododendron.*
- Harmonisation des rythmes internes : *Mûre sauvage.*

Scepticisme : *Gentiane, Elixiflor n° 4.*

Sécurité : Sentiment de sécurité : *Ail.*
- *Elixiflor n° 7*

Sens pratique : *Jasmin.*

Sensibilité :
- Sensibilité accrue chez des personnages « trop masculin » : *Tournesol, Star Tulip, Elixiflor n° 10.*
- Sensibilité au soleil : *Pêche.*
- Sensibilité obligeant à se mettre en retrait pour se protéger : *Violette.*
- Sensation de présences invisibles, parfois terrifiantes : *Tremble, Elixiflor n° 1.*
- Hypersensibilité : *Achillée, Lavande, Millepertuis, Muscade, Elixiflor n° 5.*

Séparation :
- Séparation des parents pendant l'enfance : *Mariposa Lily.*
- Séparation mère-enfant à la naissance ou tôt dans l'enfance : *Mariposa Lily, Tilleul.*
- Séparation en général : *Ortie, Cœur de Marie, Aubépine, Elixiflor n° 12.*

Sérénité :
- Sérénité dans le célibat ou lors d'une abstinence prolongée : *Bétoine, Elixiflor n° 9.*
- Sérénité communicative : *Violette d'eau.*

Servilité : *Centaurée.*

Sexualité :
- Libèrent des peurs qui y sont liées : *Lis martagon, Mimulus*

orangé.
- Troubles des organes sexuels : *Courgette, Lis martagon, Grenadier.*
- Perte du goût de la sexualité : *Hibiscus.*
- Image ternie de la sexualité : *Hibiscus.*
- Amélioration des rapports sexuels : *Mouron rouge.*
- Sexualité prédominante dysharmonieuse : *Masilic, Bétoine.*
- Sexualité spiritualisée : *Basilic, Chélidoine, Papaye.*
- Sentiment de honte, d'impureté : *Pommier sauvage.*
- Expression maladroite de ses sentiments : *Gueule de loup.*
- *Elixiflor n° 9, n° 15.*

Sinus : Sinus libéré des mucosités : *Jasmin.*

Solitude : (voir « isolement »).

Somatisation :
- Somatisation liée à la promiscuité, à la vie urbaine : *Maïs doux.*
- Somatisations multiples : *Fuschia.*

Sommeil :
- Sommeil perturbé : Chaparral, Myosotis, Tremble.
- *Elixiflor n° 1, n° 5.*

Soucis :
- Hypermentalisation des soucis : *Marronnier blanc, Elixiflor n° 4.*
- Soucis excessifs pour les proches : *Marronnier rouge.*

Souplesse musculaire : *Bottlebrush, Elixiflor n° 2.*

Spasme : *Bottlebrush, Valériane.*

Spiritualité :
- Elève et harmonise tous les plans de l'être : *Lotus.*
- Eveil à l'essence profonde : *Jonquille.*
- Expérience mystique intense : *Passiflore.*
- Evolution spirituelle : *Black Eyed Susan.*
- Sexualité spiritualisée : *Basilique, Mimulus, Oranger.*
- Spiritualité dans les gestes du quotidien : *Papaye.*
- Mental spiritualisé : *Carotte sauvage.*
- Eveil maladroit à la spiritualité en en privilégiant les aspects extérieurs : *Coquelicot de Californie, Eau de roche, Verveine.*
- Difficulté à entreprendre une démarche spirituelle : *Coton.*
- Eveil des personnalités trop ancrées dans le matériel : *Hound's Tongue.*
- Eveil à l'Amour universel : *Houx, Elixiflor n° 13.*
- *Elixiflor n° 4.*

Spontanéité : *Golden Ear drops, Zinnia.*

Sport : *Bottlebrush, Elixiflor n° 2, n° 3, n° 10.*

Stress : (voir « Peurs », « Tensions », « Mental »...).
- Stress par souci pour les proches : *Marronnier rouge.*
- Stress avec répercussion physique suite à une séparation, un décès, des problèmes relationnels : *Aubépine.*
- Stress par cristallisations émotionnelles : *Abricot.*
- Stress de la vie urbaine : *Aneth, Maïs doux.*
- Stress intense : *Cloches d'Irlande, Etoile de Bethléem, hélianthème.*
- Stress par surcroît de travail : *Chêne, Orme.*

- Stress par idéalisme excessif : *Verveine.*
- Stress par impatience : *Impatiente.*
- *Elixiflor n° 2, n° 4, n° 8, n° 12, n° 14, n° 16.*

Structure osseuse :
- Renforce la structure osseuse : *Banane.*
- Troubles ostéomusculaires : *Pêcher.*
- Spécifique de la colonne vertébrale : *Lilas.*
- *Elixiflor n° 2.*

Subconscient :
- Refoulement du subconscient : *Black Eyed Susan, Chaparral.*
- Emergence des peurs enfouies : *Figuier.*

Supériorité :
- Sentiment de supériorité extériorisé : *Vigne.*
- Sentiment de supériorité intériorisé : *Violette d'eau.*

Suspicion : *Houx, Elixiflor n° 13.*

Synthèse : Accroissement des capacités de synthèse : *Mûre sauvage, Pâquerette, Shasta Daisy, Elixiflor n° 4.*

Tempérance :
- Tempérance de réaction face à des adversaires déclarés : *Mountain Pride.*
- Tempérance lors de conflits professionnels ou socio-culturels : *Penstemon.*
- Tempérance en situation de grande tension : *Prunus, Elixiflor n° 1, n° 16.*
-Tempérance dans l'accomplissement de son idéal : *Verveine.*

- Tempérance dans la consommation de produits toxiques (alcool, café, tabac, etc...) : *Ipomée, Elixiflor n° 11.*
- Tempérance dans le travail : *Chêne, Orme, Aloe véra.*

Temps : Aide à prendre le temps de bien faire : *Impatiente, Elixiflor n° 16.*

Tendresse :
- Manque de tendresse ressenti par la femme, notamment pendant la grossesse : *Grenadier.*
- Manque de tendresse dans le rapport mère-enfant : *Tilleul, Mariposa Lily.*

Tension :
- Tension intérieure : *Impatiente, Elixiflor n° 16.*
- Tension crâne-visage : *Pamplemousse.*
- Tension extrême avec peur de commettre un acte violent: *Prunus, Elixiflor n° 1.*
- Tensions libérées par le rire : *Sauge.*
- Tensions musculaires par colère rentrée : *Scarlet monkey flower.*
- Tensions par incapacité à lâcher prise, par idéalisme excessif : *Verveine.*
- Tensions de la vie urbaine : *Aneth, Camomille, Maïs doux, Elixiflor n° 14.*
- Tensions nerveuses : *Camomille, Elixiflor n° 5.*
- Tensions par stress intense : *Cloches d'Irlande, Elixiflor n° 16.*
- Tensions par créativité refoulée : *Courgette, Elixiflor n° 8.*
- *Elixiflor n° 2, n° 16.*

Terreur :
- Terreur en situation d'urgence : *Hélianthème.*

- *Remède d'urgence, Elixiflor n° 1, n° 5, n° 16.*

Tête : (voir « mal »).

Théorie : Améliore l'intégration d'informations théoriques : *Camomille, Elixiflor n° 4.*

Thérapie :
- Harmonise la relation patient-thérapeuthe lors d'une thérapie corporelle : *Avocat.*
- Affine les qualités d'écoute et de perception des thérapeutes : *Euphraise.*

Timidité :
- Personnages intovertis : *Bouton d'or, Cosmos, Violette, Elixiflor n° 15.*
- Personnages extravertis : *Gueule de loup.*
- *Elixiflor n° 10.*

Tissus : Régénéréscence des tissus : *Cloches d'Irlande.*

Tolérance : *Houx, Elixiflor n° 13.*

Trac : *Elixiflor n° 4, n° 10, n° 16.*

Traumatisme :
- Traumatismes physiques : *Arnica, Elixiflor n° 11.*
- Traumatismes physiques, psychiques ou spirituels : *Etoile de Bethléem, Elixiflor n° 12, n° 16.*
- Vue jalonnée de traumatismes : *Cornouiller.*

Tremblement : *Bottlebrush.*

Tristesse :
- Tristesse soudaine, profonde, passagère et sans cause apparente : *Moutarde.*
- Tristesse suite à une séparation, à la perte d'un être cher: *Cœur de marie.*
- Tristesse suite à un choc psychique (parfois très ancien) : *Etoile de Bethléem.*
- *Elixiflor n° 6.*

Universalité :
- Investissement concret au service d'actions à caractère universel : *Trillium.*
- Remèdes qui harmonisent l'être sur tous les plans : *Houx, Lotus, Elixiflor n° 13.*

Urgence : *Trèfle rouge, Etoile de Béthléem, Hélianthème, Prunus, Remède d'urgence, Elixiflor n° 16.*

Vésicule biliaire : *Abricot.*

Vieillissement :
- « Déshabitation » progressive du corps physique : *Romarin.*
- Refus du vieillissement : *Amandier.*
- Peur du vieillissement : *Mauve.*
- Comportement excessif des vieillards : *Pétunia, Elixiflor n° 4.*

Vigilance : *Aneth.*

Violence : *Houx, Prunus, Verveine, Elixiflor n° 13.*

Vitalité :
- Vitalité relancée : *Achillée, Ail, Aloe vera, Amandier,*

Bourrache, Brunelle, Olivier, Elixiflor n° 3, n° 6, n° 7.
- Vitalité fluidifiée : *Cayenne, Erable, Elixiflor n° 6.*
- Vitalité renforcée : *Indian Paintbrush, Ipomée, Maïs doux, Elixiflor n° 3, n° 14.*
- Meilleure dynamisation et distribution des énergies vitales : *Yerba santa.*

Volonté :
- Volonté paralysée : *Ail, Elixiflor n° 1, n° 7.*
- Faible volonté : *Centaurée.*
- Volonté de trouver les aspects de la vie : *Gentiane, Elixiflor n° 4.*
- Volonté renforcée au service d'une activité créatrice : *Indian Paintbrush.*
- Volonté de domination : *Lis martagon, Vigne.*
- Volonté mise au profit d'une entreprise de groupe : *Quaking Grass.*
- Volonté d'imposer son idéal : *Verveine.*
- Volonté équilibrée : *Tournesol, Elixiflor n° 10.*
- *Elixiflor n° 6.*

Vulnérabilité : *Elixiflor n° 5.*

Yeux :
- Baisse de la vue par épuisement nerveux après trop d'activités intellectuelles : *Capucine.*
- Amélioration de l'état des yeux quel que soit le problème rencontré : *Carotte sauvage.*
- *Coquelicot de Californie, Menthe poulliot, Star Tulip.*

Adresses utiles

Les élixirs floraux et les complexes Elixiflor sont disponibles dans un nombre croissant de pharmacies et de magasins diététiques. En cas de difficulté à vous les procurer, vous pouvez vous adresser aux laboratoires ci-dessous.

Laboratoires

Laboratoire DEVA
BP 3, 38880 Autrans
Tél : 76 95 35 87, Fax : 76 95 35 87
Prépare et distribue une gamme spécifique de 64 élixirs floraux ainsi que la gamme des élixirs de Bach. Distribue également de nombreux élixirs nord-américains et australiens.

Laboratoire ELIXIFLOR
Espace Entreprises, Les Moulins, 84400 Gargas
Tél : 90 04 70 75, Fax : 90 04 84 40
Prépare et distribue les complexes d'élixirs floraux Elixiflor.

Bach Flowers Remedies
Unit 6. Suffolk Way, Drayton, Abingdon
OX 10 OPZ Oxon, England.
Prépare les « Bach Flowers Remedies ».
Distribution en France : Lassere SA
BP 4, 33720 Illats
Tél : 56 62 57 00, Fax : 56 62 46 23

Healing Herbs
PO Box 65
Hereford HR2 OUW. England
Prépare la gamme des élixirs de Bach.

Korte Phi Essenzen
Hauptstrasse 9, D-78267, Aach
Contact France : Tél : (1) 42 22 05 40, Fax : (1) 45 44 82 84
Prépare et distribue les élixirs d'Andreas Korte, notamment les élixirs d'orchidé.

Associations

Association Gaïa
BP 9, 3880 Autrans
Tél : 76 95 71 61
Fax : 76 95 37 02

Les amis du docteur Bach
7, rue de Fournes
59320, Escobecques
Tél : 20 50 43 11
Fax : 20 50 44 24

Bibliographie

Bach Edward, *La Guérison par les fleurs*, Ed. Courrier du livre.
Les Ecrits originaux du docteur Bach, Ed. Courrier du livre.
Les Conférences du docteur Bach, Ed. Courrier du livre.
Barnard Julian et Martine, *Les Elixirs floraux du docteur Bach*, Ed. Souffle d'or.
Chancellor Philip, *Guide des fleurs guérisseuses*, Ed. Courrier du livre.
Deroide Philippe, *Elixirs floraux, harmonisants de l'âme*, Ed. Souffle d'or.
Gurudas, *Elixirs floraux et Médecine vibratoire*, Ed. Souffle d'or (épuisé).
Ramsell John, *Les Remèdes de fleurs du Dr Bach, questions et réponses*, Ed. Courrier du livre.
Renard Léon, *La Médecine de l'âme du dr Edward Bach*, Ed. Age du verseau.
Salomon Sarah Iona, *Fleurs et Santé*, Ed. Souffle d'or.
Scheffer Mechtild, *Les 38 quintescences du Dr Edward Bach*, Ed. Librairie de Médicis.
Weeks Nora, *Les Découvertes médicales d'Edward Bach, médecin*, Ed. L'or du temps.
Wilwood Christine, *Vivre au féminin avec les remèdes de fleurs*, Ed. Courrier du livre.

Faites nous partager votre expérience

La connaissance concernant l'action des élixirs floraux est relativement récente (environ 70 ans) et n'a pas fait l'objet d'une recherche scientifique classique. C'est pourquoi, si la naissance d'un nouveau remède est liée, au départ, à des perceptions intuitives, à une communication subtile avec la fleur, la confirmation de la justesse de ces perceptions et l'élargissement du cadre des informations recueillies passent par l'expérience sur le terrain.

La médecine expérimentale chère à Claude Bernard apparaît, pour les élixirs floraux, comme l'indispensable voie de confirmation de leurs qualités d'harmonisation.

Bien sûr, des moyens scientifiques spécifiques à la médecine « vibratoire » existent déjà et se développent chaque jour un peu plus (Kirlian, spectographie, cristallisation sensible). Mais, de toute évidence, et puisqu'il s'agit de transformations en profondeur de l'être, les meilleurs échos seront ceux que chaque utilisateur fera des améliorations qu'il a vécu.

En évoquant des états, des situations, et les protocoles pour les améliorer, le but est d'élargir le cadre d'utilisation de ces remèdes subtils et de préciser les qualités spécifiques attribuées à chacun. Ainsi, nous pourrons contribuer efficacement à la recherche sur les élixirs floraux et chaque nouvelle édition de ce guide sera enrichie de ces informations.

Nous vous invitons donc à nous faire part de votre expérience et vous proposons un questionnaire pour rendre cohérente la collecte des informations. Libre à vous, bien évidemment, de présenter les choses différemment.

Nous vous remercions par avance de votre contribution.

Questionnaire : *(A retourner à : Ed. Sully - Guide des élixirs, B P 18, 84220 Gordes.)*

Etes-vous thérapeute ? ....

Utilisez-vous les élixirs depuis longtemps ? ....

Les observations vous concernent-elles directement ou s'agit-il d'un tiers ? ....

Age : .... — Homme — Femme

Symptôme à traiter : ....

Elixirs ou complexes d'élixirs utilisés : ....

Durée du traitement et fréquence de prise journalière : ....

....

Résultats observés (et après combien de temps) : ....

....

Observations complémentaires :

Etiez-vous conseillé par un thérapeute ? ....

Comment avez-vous choisi l'élixir ou le complexe d'élixirs ?

....

Pour l'état ou la situation à améliorer, suiviez-vous un traitement médical ou toute autre forme de thérapie (acupuncture, ostéopathie, psychothérapie, etc...) ? Si oui, précisez lesquels : ....

A quel niveau situez-vous l'influence des élixirs floraux dans l'amélioration de votre état ou de la situation que vous viviez ? — influence majeure — influence relative

Avez-vous remarqué des transformations autres que celles mentionnées pour chaque élixir dans notre répertoire ? ....

Si oui, lesquelles ? ....

....

Autres observations : ....

....

(Facultatif) Nom : .... Prénom : ....

Adresse : ....

Profession : ....

Achevé d'imprimer en mars 1995
sur les presses de la Nouvelle Imprimerie Laballery
58500 Clamecy
Dépôt légal : mars 1995
Numéro d'impression : 503013

Imprimé en France